フィンランI
-国際的な評価

MW01228943

サウナは、良質なロウリュがある場合に限り、優れたものとなります。しかし、多くのサウナが良質なロウリュを提供しているとは限りません。基本的なルールを理解していれば、良質なロウリュを提供するサウナを容易に設計することができます。この本は、良質なロウリュがあるサウナを設計するための教科書となるでしょう。

国際サウナ協会 - 会長
リスト・エロマー

フィンランドにおけるサウナの習慣とその長い歴史は広く知られていますが、サウナの設計に関する情報はそれほど多くはありません。この本の著者は、綿密な調査を通じてサウナに関する包括的な見解を提供し、サウナ体験の楽しい旅へと読者を誘います。

フィンランド・サウナ協会 - 会長
ハンヌ・セントラ

日本は現在、空前のサウナブームに沸いています。日々、新しいサウナ施設の開業が続いており、本物のサウナの探求が試行錯誤の中で行われています。しかし、残念ながら、今まで日本にはサウナの真髄について書かれた書籍は少なく、その為快適なサウナとは言えないものが生まれているのも事実です。
私はついにこの本に出会えた事、そして日本語版として広く日本のサウナ愛好家に正しいサウナの知識が届く事を心から喜んでいます。本物のサウナとは何か？快適なロウリュを作る為に必要な事。その答えは全てこの本の中にあります。

日本サウナ・スパ協会　専務理事
米田行孝

フィンランドのサウナを楽しみ、機能的かつ健康的なサウナ体験を実現したい方には、この本をお勧めします。ラッシ・A・リッカネン氏は、彼の世代で最も厳格なサウナ専門家の一人として知られており、この本ではその広範な知識を世界中の読者に提供しています。

英国サウナ協会 - 共同設立者 兼 議長
ミカ・メスカネン

サウナを設計するための知識と、書籍への需要が高まっていることは明らかです。また、ラッシ・A・リッカネン氏とその業績については存じ上げており、彼の著書は大いに役立つと確信しています。サウナの設計に携わる方はもちろん、サウナについて深く理解したいと考えている方にとっても、この書籍は貴重な知識を提供する重要な貢献を果たすでしょう。できるだけ多くの方にこの書籍の支援を呼びかけたいと思います。良質な熱を広めていきましょう！

オーストラリア汗浴協会 - 会長
ジャック・ツォニス

　　サウナについて理解を深めたい方、または自分でサウナを建設しようと考えている方には、『フィンランドサウナ設計の教科書』が提供するフィンランドの深い洞察が大いに役立つでしょう。

Facebookグループ（薪サウナの集い）- サウナ愛好家 兼 モデレーター
クリストファー・ライス

フィンランド
サウナ設計の
教科書

ラッシ・リッカネン

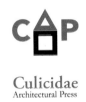

Culicidae
Architectural Press

Culicidae Architectural Press
Culicidae Press のインプリント
PO Box 5069
Madison,WI 53705-5069
USA
culicidaepress.com
editor@culicidaepress.com
+1 (352) 388-3848
+1 (515) 462-0278

　本書の制作にあたり、フィンランドサウナ協会およびフィンランド非小説作家協会から助成金の支援を受けました。

日本語翻訳版　初版 2024
Seiju Takayama , Keiichi Kitagawa

ISBN: 978-1-68315-066-4

　フィンランド語版は2019年に、英語版は2021年に『Secrets of Finnish Sauna Design』として ISBN 978-1-68315-026-8で出版されました。

本のレイアウトとデザイン by ポリテクトン ©2024.
表紙画像 © ラッシ・リッカネン

twitter.com/culicidaepress – facebook.com/culicidaepress
threads.net/culicidaepress – instagram.com/culicidaepress

本号の印刷は、日本サウナ・スパ協会と国際サウナ協会の協力を得ています。

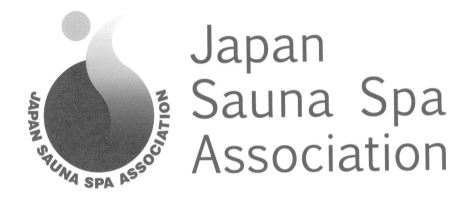

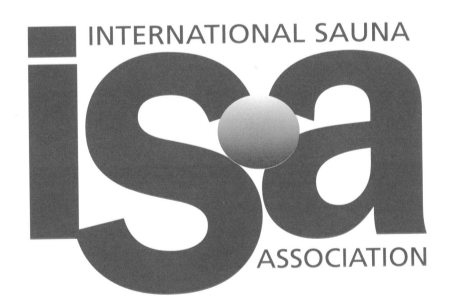

目次

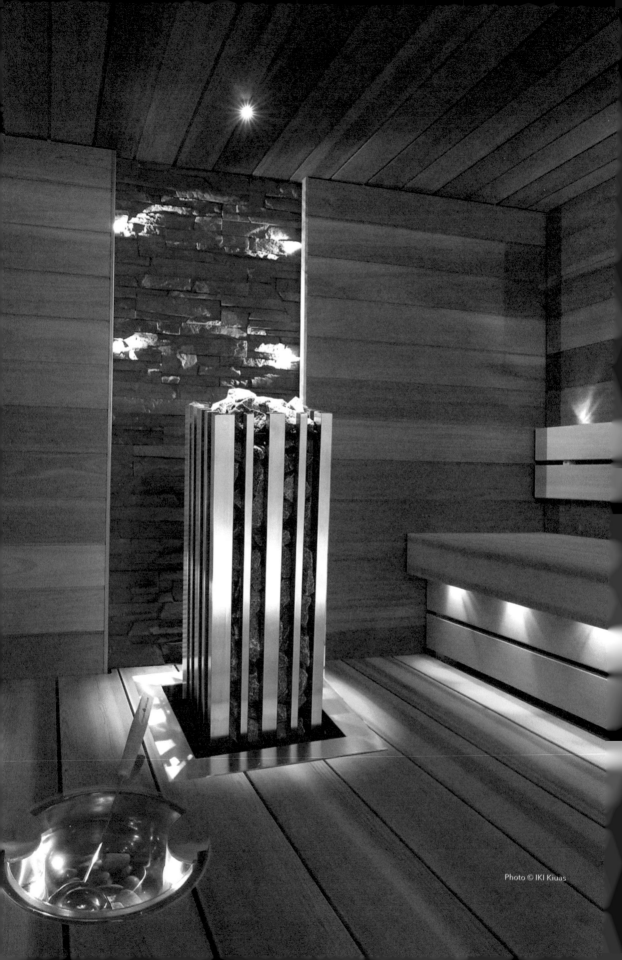

Photo © IKI Kiuas

フィンランドサウナ設計の教科書

- 概要

　１．フィンランドサウナの本質であるロウリュは、サウナにさまざまな変化をもたらし、熱や空気に影響を与えます。

　２．熱はサウナストーブとサウナストーンから放出され、サウナ室を温める役割を果たします。この熱はロウリュを行う際や入浴時に利用されます。

　３．空気の重要性はしばしば見落とされがちですが、長く快適にサウナ室で滞在するためには欠かせないものです。適切な換気を行い、空気の質を保つことが大切です。

　４．内装は外装と異なり、サウナ体験に大きな影響を与えることがあります。特に天井やベンチの設計は重要です。サウナで木材が伝統的に選ばれる明確な理由が存在します。

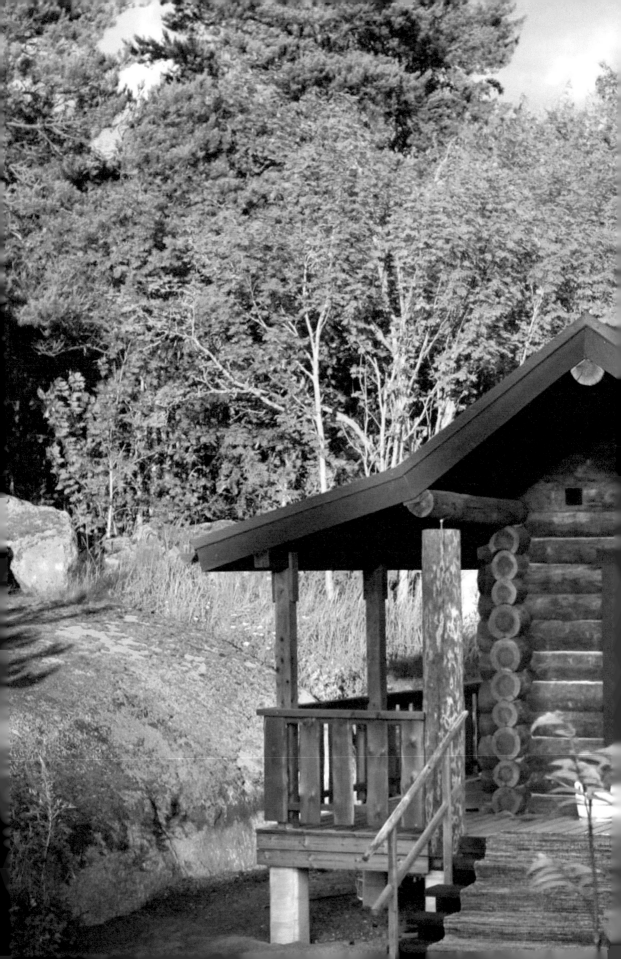

はじめに

　おめでとうございます！ あなたは、これまでにないフィンランドサウナ設計の教科書を手に入れたことになります。フィンランドの建築家や開発者たちは、サウナの設計と建築を段階的に教える優れた書籍を数多く世に出してきました。しかし、本書はそれらとは一線を画し、サウナ建築の手法だけでなく、サウナ体験そのものをつくるための設計手法にも焦点を当てています。このような統合的な考え方は、サウナを設計する際に困難に直面したときこそ、欠かせないものになります。

　本書では、フィンランドサウナの設計に関する疑問に答え、サウナの熱、空気、および内装の3つの主要なテーマに沿って構成されています。これらは筆者の長年にわたる研究、実験、個人的な設計実務に基づいており、電気および薪を用いたサウナの設計に関する教科書として機能します。さらに、科学的根拠に基づく方法だけでなく、フィンランドでの研究やベストプラクティスに基づく主張を展開しています。また、サウナの設計に関する専門的な知識を認めつつ、特定の解決策や製品に固執せず、世界中で機能的かつ持続可能な、楽しいフィンランドサウナの設計と建築への貢献を目指しています。

　また、本書はサウナをつくるすべての人々、家庭用サウナや夢のサウナ小屋をつくる人々を対象に書かれています。さらに、大型の公衆サウナや伝統的なスモークサウナの設計にも応用可能です。

　この書籍は、フィンランドの田舎町・ミエヒッカラにある自宅サウナの更衣室で、COVID-19の流行中に執筆されました。不確実な未来に備える中で、サウナがいかに有用であるかをこの時に筆者も理解しました。

本書の使い方

　第1章では、フィンランドのサウナ文化について、他国の温浴文化と比較しながら、暮らしと習慣、歴史と伝統、そして現代の革新による観点から解説します。しかし、もしフィンランドサウナの設計方法にのみ興味がある場合は、第1章を飛ばしても構いません。後の章では、サウナの熱、空気、内装の3つのテーマに分けて、フィンランドのメーカーによる現代のサウナ製品も紹介します。

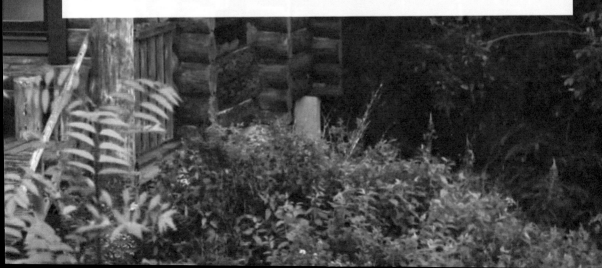

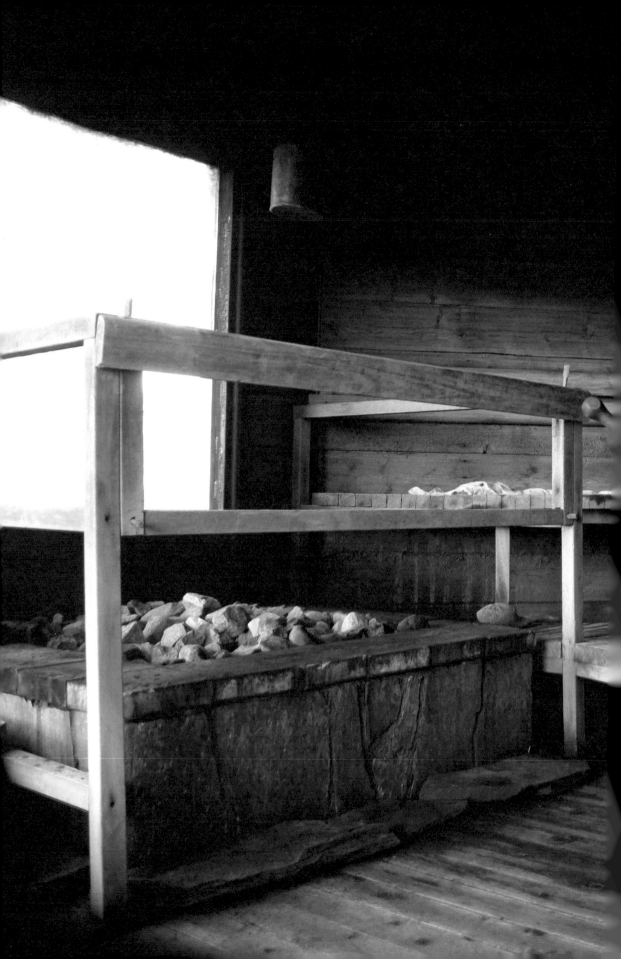

1.
フィンランドサウナの文化

　　フィンランドにおけるサウナは、単なる場所ではなく、活動そのものでもあります。人生の多くの行事がサウナの中で行われており、一度きりのものから頻繁に繰り返されるものまで、サウナは重要な役割を担っています。フィンランドには個人所有のサウナが多く、これらの行事は主にプライベートな空間で行われます。

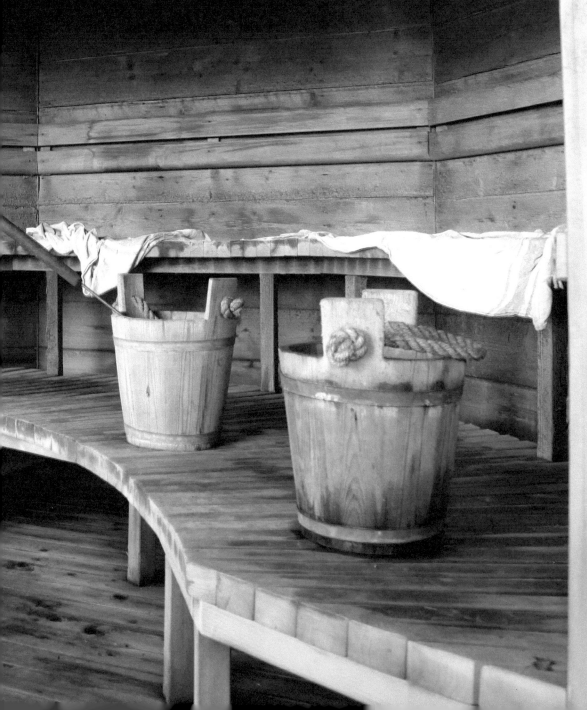

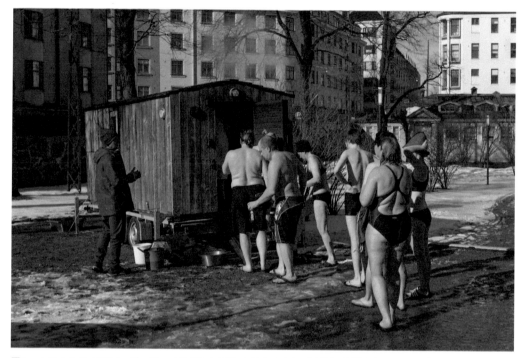

図1. ヘルシンキ・サウナ・デーは、さまざまな団体の協力のもと、通常は公開されていない珍しい移動式サウナをヘルシンキ中心部で開放しています。2019年のイベントでは、熱心なサウナ愛好家たちが移動式スモークサウナに次々と入っていく様子が見られました。

フィンランドの暮らしとサウナ

　現代フィンランドにおけるサウナの重要性は計り知れません。最新の研究によると、フィンランド人の約60%が週に1回以上サウナを利用しています。これは、サウナが国民にとって親しみやすい存在だからです。フィンランドは世界で最もサウナの密度が高く、約550万人の人口に対して約300万個のサウナがあります。これらの多くは住宅やアパート内、またはその近隣に設置されており、フィンランド人はいつでも気軽にサウナを利用できます。

　多くのフィンランド人が生後数ヶ月でサウナを体験します。筆者の息子も生後6ヶ月でその体験をしました。かつてはサウナでの出産も行われる古い伝統がありましたが、今は病院で出産するのが主流です。しかし、サウナは依然として人々の日常に密接に結びついています。この習慣は国全体に大きな影響を与え、フィンランド人はサウナを通じて自国のアイデンティティを確認できます。2020年、フィンランドのサウナ文化はユネスコの無形文化遺産に登録され、国民はこれを大いに祝福しました。

　海外で「サウナ」や「フィンランドサウナ」と名付けられた施設に対し、フィンランド人は違和感を敏感に感じ取ります。彼らはサウナ建築の専門家ではありませんが、サウナの本質を直感的に理解しています。フィンランドにはプライベートサウナが多く、その形態や作法はさまざまです。しかし、彼らにとってのサウナの馴染み深い概念は直感的に養われます。このため、サウナを明確に定義するには、筆者を含む複数の著者による深い研究と考察が不可欠でした。

良質なサウナの価値

　「フィンランドサウナ設計の教科書」を執筆した主な理由は、世界中でより良質なサウナを普及させるためです。サウナを設計する上で筆者が重視するのは、機能性の追求だけでなく、究極のリラクゼーションを利用者が感じられる体験の創出です。これは、温暖な環境と自然光が少ない北極や南極に住む人々においても同様です。サウナは自然の厳しさから一時的に逃れることができ、快適さを提供しなければなりません。私たちの目標は、楽しく、リフレッシュでき、健康によいサウナを提供すること。これこそがフィンランドサウナのあるべき姿なのです。

部屋としてのサウナ、建物としてのサウナ

　サウナという言葉はフィンランド語に由来し、名詞、動詞、形容詞として多義的に用いられます。サウナは単一の空間に限定されず、複数のサウナ室を持つ建物や、更衣室、休憩スペース、プール、シャワー、トイレなどを備える施設を指すなど、その定義はさまざまです。本書においてサウナに言及する場合、注釈がない限りは、特定の温かい部屋単体を指すものとします。サウナは当初、住宅やアパートの地下室に設けられましたが、電気ストーブの発明により、建物の最上階にも普及するようになりました。一方、薪を使うサウナは別棟に建てられることが一般的です。

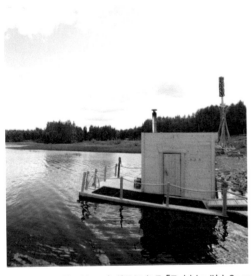
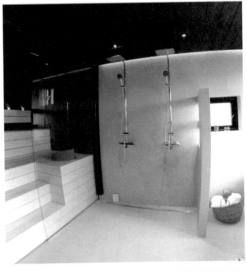

図2．フィンランド・コウボラにある「Tykkimäki Sauna」のフローティングサウナと、フィンランド住宅展2017で展示された住宅一体型のサウナ。

フィンランドのサウナルーティン

　サウナを設計する際には、まずサウナ体験がどのように行われるかを理解しましょう。筆者はカスタマージャーニーというフレームワークを用いて、フィンランドサウナの利用過程を図解化しました。サウナルーティンを「入浴前」「入浴中」「入浴後」の3つに分類し、各フェーズに必要な具体的な手段と場所を示しました。さらに、これらに関連する行動パターンや懸念事項も明記しています。図3からは、フィンランドのサウナルーティンがいかに多様で複雑であるかが理解できるでしょう。フィンランド人にサウナの利用頻度を尋ねると、毎日または週に一度と答える人が多く、それぞれのライフスタイルや家庭環境に応じたサウナの楽しみ方が存在します。共通するのは、入浴する前から準備が始まるという点です。

　サウナが広く普及している現在、計画を立てることは決して難しくありません。いつ、誰と、どのサウナを利用するかは、日常生活の中で自然と決まります。多くのフィンランド人が自宅でのサウナ利用を楽しむ一方で、アパートなどの集合住宅に設けられた共用サウナを利用することもあります。サウナの計画においては、個人のスケジュールに合わせて時間を見つけるか、共用サウナを予約することが一般的です。これらの予約システムは、ペンと紙による古典的な手法で管理されています。

フィンランドサウナのカスタマージャーニー

	入浴前	入浴中 - 準備、移動、入浴、クロージング		入浴後
タッチポイント	SNS、Webサイト、旅行アプリ、地図アプリ	移動手段、地図アプリ、飲食店	サウナのロケーション、SNS	移動手段、ランドリー、SNS
アクション	施設の検索、スケジュールの確保、サウナの予約 etc…	サウナセットの用意、更衣・入浴・食事・着替えなど滞在時間の確認、衣服の保管 etc…	発汗、温冷、休憩、スイミング、ウィスキング、団らん、飲食などの繰り返し etc…	料金の支払い、レンタルグッズの返却、機器の手入れ、発信とシェア、次回入浴の計画 etc…
リスク	スケジュールの再確認、予約内容の再確認、同行者とのアポイント調整	持ち物の再確認、所要時間の再確認、ロッカーの防犯性 etc…	ロウリュの手順、水道の位置確認、水の安全性確認 etc…	帰宅後の衣類の洗濯と乾燥、SNSの更新 etc…

図3．フィンランドのサウナルーティンと主な活動を、カスタマージャーニーに沿って図解化。

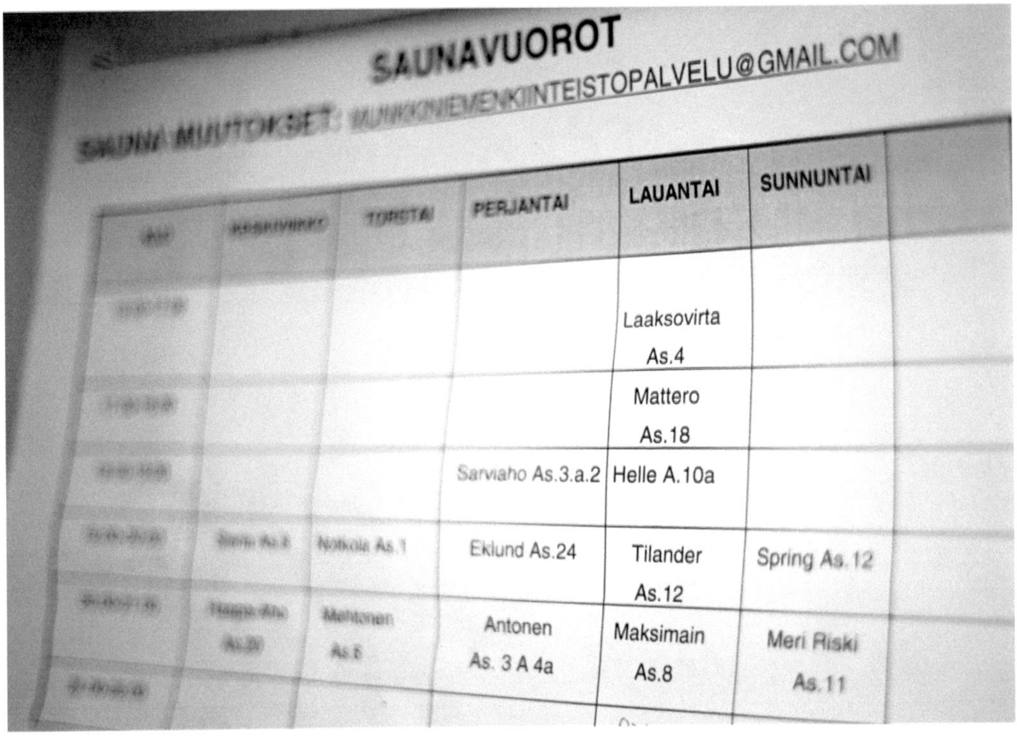

	KESKIVIIKKO	TORSTAI	PERJANTAI	LAUANTAI	SUNNUNTAI
				Laaksovirta As.4	
				Mattero As.18	
			Sarviaho As.3.a.2	Helle A.10a	
	Stein As.8	Notkola As.1	Eklund As.24	Tilander As.12	Spring As.12
	Haga-Aho As.20	Mehtonen As.8	Antonen As. 3 A 4a	Maksimain As.8	Meri Riski As.11

図4．フィンランドにおける住宅一体型サウナの予約スケジュールの例。

　　フィンランドの公衆サウナを利用する際に留意すべき点がいくつかあります。公衆サウナは一般的に予約を受け付けていませんが、プライベートな目的での貸し切りが可能な場合もあります。貸し切り料金は、おおよそ300ユーロから1,000ユーロが相場で、これは個人や家族向けというよりも、友人グループや誕生日パーティー、会社の懇親会などのイベントでの利用を想定しています。こうした貸し切り利用は訪問目的のごく一部に過ぎず、多くの人々はジムやプール、スポーツ施設に併設されているサウナを楽しんでいます。これに対して、集合住宅の共用サウナは、月額20ユーロ以下で週1時間の予約枠を提供し、住居に付帯するサービスとして利用できます。各種サウナの利用条件については、表1で詳しくまとめました。

	プライベートサウナ	集合住宅の共用サウナ	貸切サウナ	公衆サウナ	スポーツ施設のサウナ
サウナの種類	住宅一体型または独立	住宅一体型	住宅一体型または独立	施設一体型または独立	シャワー付き浴室の隣に併設
利用条件	個人所有または賃貸	月額または都度利用	都度利用	個人または集団での入場、一部会員制	月額または都度利用の会費内
利用料	3,000ユーロ〜	約10ユーロ〜	300ユーロ〜	1名あたり10〜20ユーロ	

表1．フィンランドサウナを利用する際、最も一般的な利用条件。

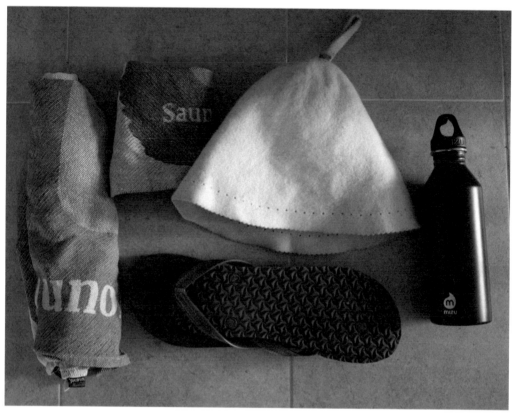

図5. 著者が公衆サウナを訪れる際に持参するサウナセット。このセットには、バスタオル、シートカバー、ビーチサンダル、ドリンクボトル、サウナハットが含まれます。必要に応じてシャンプーも持参します。

　サウナ訪問の予定を立て、日時が近づくと、具体的な準備を始めます。シャンプーやボディソープなどの準備はもちろん、入浴前後に適した服装の選択、食事や飲み物も用意しましょう。また、サウナへの移動手段も考慮する必要があります。サウナに到着したら、まず服を脱ぎ、電子機器を預け、サウナに必要な水、バケツ、ラドルも揃っているか確認します。

　フィンランドでは、裸での入浴が伝統的な習慣とされています。プライベートな空間では衣類を着用することは一般的ではありませんが、新設された公衆サウナでは、男女共用の空間で水着の着用が求められることがあります。21世紀に公開されたフィンランドサウナに関する宣材写真では、人々がタオルや水着を着用している様子が見受けられます。しかし、綿やポリエステル製の衣類は熱放射を吸収し、サウナの効果を損なう恐れがあることに注意が必要です（参照：P72 - P73）。合成繊維は発汗を妨げる可能性があり、特に濡れた状態での全身水着の着用は、サウナの熱を遮断してしまうため、推奨されません。

かつては、サウナで衣類を着用しないことが一般的であり、18世紀後半の公衆サウナで働く従業員だけが特別な衣類を着用していました。この伝統は現在も続いています。中世ヨーロッパのサウナ文化ではサウナハットの着用が一般的でしたが、フィンランドではあまり普及していません。現在では、熱心なサウナ愛好家がサウナハットを着用していますが、フィンランドのサウナは保護用の帽子を必要とするほど熱くないため、サウナハットは必需品ではありません。

　2020年の調査によると、フィンランド人の約56%が、公衆サウナを含むあらゆる場所での水着着用に反対していることが明らかになりました。サウナでの水着着用は衛生上の問題を引き起こす可能性があるためです。また、入浴後に体を洗うことを好む人もいますが、入浴前にシャワーで体を洗うことが強く推奨されています。

　男女混浴の場合、不適切な行動が生じる可能性について特に懸念されるかもしれません。このような問題はローマ帝国時代の浴場や中世ヨーロッパの歴史においても見受けられ、フィンランド以外のサウナ文化の衰退を招いた要因の一つとなりました。現在、南ヨーロッパでは同性愛者が出会う場として認識されることがありますが、サウナは生命誕生の舞台ではなく、日常生活を支える多様な手段の一つとして機能しています。

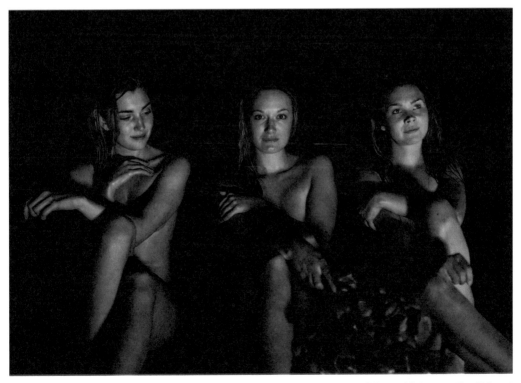

図6．フィンランドのサウナでは、同性同士またはプライベートな場において、全裸で入浴することが一般的です。
写真提供：Narvi

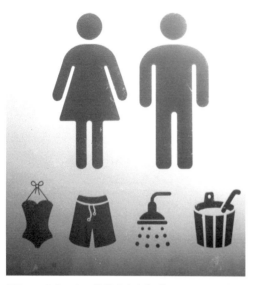

フィンランド人はサウナを性的なものとは考えておらず、生活の支えとなる実用的なものであると強く信じています。2016年の調査によると、フィンランド人の大多数はサウナでの性的体験がないと回答しています。近年、個人所有のサウナが増加する中で、誰もが好きなように振る舞う自由があるため、常に不適切な行動を疑うのは短絡的かもしれません。公衆サウナでは水着の着用にかかわらず、脱衣に伴うプライバシーやセキュリティの懸念があります。この問題に対応するため、多くの公衆サウナでは、貴重品や私物を安全に保管するための鍵付きロッカーが用意されています。

図7．ヘルシンキの公衆サウナ「Allas Sea Pool」では、男女混浴施設であることを示すアイコンとともに、服装のルールが定められています。

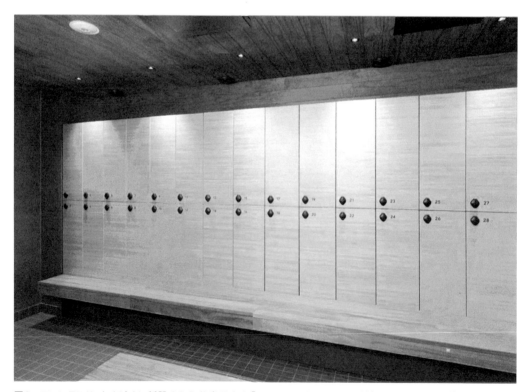

図8．フィンランド・クオピオに新設された公衆サウナ「Saana」では、ICチップ付きリストバンドで管理されるロッカーが装備されています。このシステムのおかげで、利用者はサウナを安心して楽しむことができます。

サウナは神聖な場所である

　サウナに必要な道具を準備し、適切な服装を選んだ後、入浴を行います。フィンランドでは自由な精神に従い、サウナ室内で好きな場所に座ることができます。まずは5分から10分間リラックスして汗を流し、「ロウリュ」を行います。ロウリュは、熱したサウナストーンに水をかけ、水蒸気を発生させることで体感温度を上げ、発汗作用を促進する効果があります。ここで使用する水は通常の飲料水で問題ありません。ロウリュを行うと、皮膚に温かく心地よい感覚が生まれますが、この感覚はすぐに消え去ります。これは湿度の上昇により、サウナの露点温度が皮膚温度（約37℃以上）に達し、蒸気が皮膚上で熱い水滴として凝縮するためです。ここで放出される熱エネルギーにより、体が温まる感覚を引き起こします。

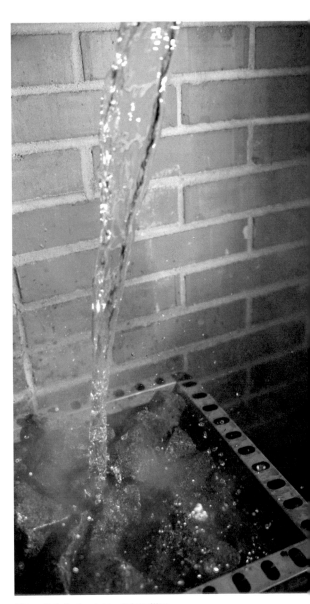

　公衆サウナでは、入退場のタイミングが個々人で異なるため、早めにロウリュを楽しみたい人もいます。これは、後に述べるドイツサウナとは異なる特徴です。ロウリュを実施するタイミングと頻度を決める際に、フィンランドサウナの本質が表れます。

　サウナの入浴後には涼む時間があり、サウナの高温と外気の温度差が、涼むための適切な条件を決定します。フィンランドの年間平均気温は約5℃で、冷涼な環境で自然にクールダウンが行われます。したがって、理想的なフィンランドサウナを設計する際には、屋外へのアクセスが欠かせません。

　外気だけでは十分に涼めない場合、冷たいシャワーを浴びたり、湖や川に入ることでクールダウンを楽しみ、その後、より穏やかなクールダウンへと移行します。5分から30分程度の時間をかけて、人々は休憩し、交流を楽しんだり、読書などの時間を過ごします。体の内部は表面よりも冷却が遅く、休憩中の水分補給は、発汗による脱水症状を防ぐのに役立ちます。また、ビールなどのアルコール飲料は入浴後、健康リスクに配慮した適度な飲酒が推奨されます。　外気浴で寒さを感じた場合、それは体が再び暖を取るべきであるという合図です。フィンランドでは、個人の体調や好みに応じて、採暖と冷却のサイクルを調整します。

図9．サウナでロウリュを行う様子。

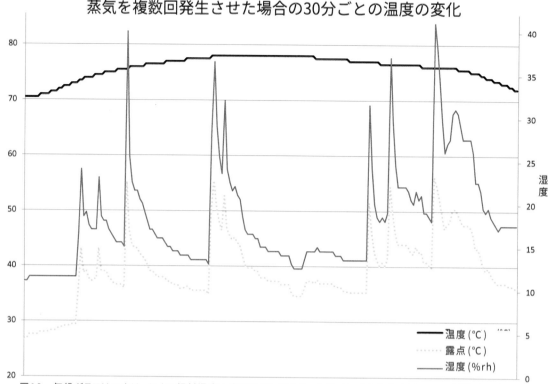

蒸気を複数回発生させた場合の30分ごとの温度の変化

図10．気候グラフはロウリュによる相対湿度の変化を示しており、上段ベンチの上から100cmの標準的な高さで測定されたもので、赤い湿度グラフのピークとして表されています。反応速度の遅い測定装置でも、温度は一定のままですが、露点温度の上昇も観察されます。

このサイクルを終日繰り返す人もいれば、集合住宅の共用サウナでは、1時間単位で予約が可能です。この1時間を必要最低限の入浴時間と考える人も少なくありません。ただし、入浴時に体をきちんと洗うことは変わらぬ伝統の一つです。温かいお風呂やシャワーだけでは体を清潔に保つには不十分だと、筆者を含む多くの人々が考えています。

　近年、サウナ体験を豊かにするためにアロマやクッションなどのアイテムがあります。これらは伝統的な習慣と異なり、誰でも簡単に取り入れることができ、特別な技術や深い知識を必要としません。一方、かつてのフィンランドには独特のサウナ文化がありました。サウナの精霊に供え物をしたり、詠唱、カッピング、ウィスキングといった伝統的な習慣が存在していました。ウィスキングは夏至祭の季節に、白樺の枝を束ねて木の葉で体を洗い、マッサージを行うものです。しかし、植物で体を軽く叩くと床に葉が散らばるため、現代のフィンランドではあまり実践されていません。

　最後はイスに座り、心地よいリラックスタイムを過ごします。水気が体から十分に取り除かれ、換気が機能している脱衣室では、体を拭かずともそのまま休憩することが可能です。一方で、入浴後の衣類ケアは重要です。普段洗わない帽子やスリッパも、しっかりと乾燥させましょう。服をゆっくり着替え、サウナ施設を後にすると、リフレッシュした気分でその日を締めくくることができます。サウナ体験をソーシャルメディアでシェアするのも楽しみの一つですが、高温のサウナでスマートフォンを使用するのは避けるべきです。実際に、多くのフィンランド人はスマートフォンをサウナの外に置くことを推奨しており、筆者もこの考え方を支持しています。

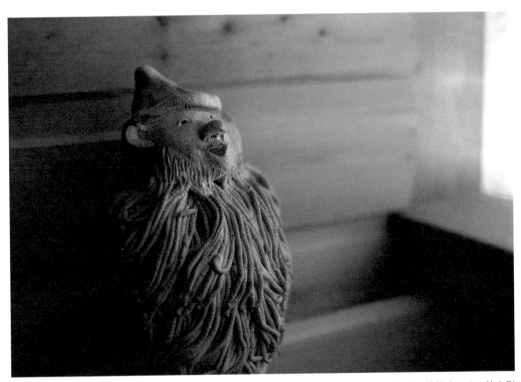

図11．サウナトントゥとは、サウナの小人または妖精を象徴する存在です。写真は、無名の芸術家による粘土彫刻です。

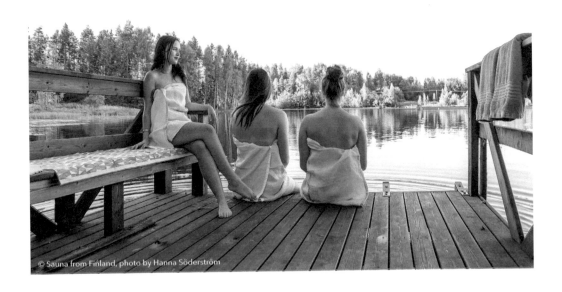

© Sauna from Finland, photo by Hanna Söderström

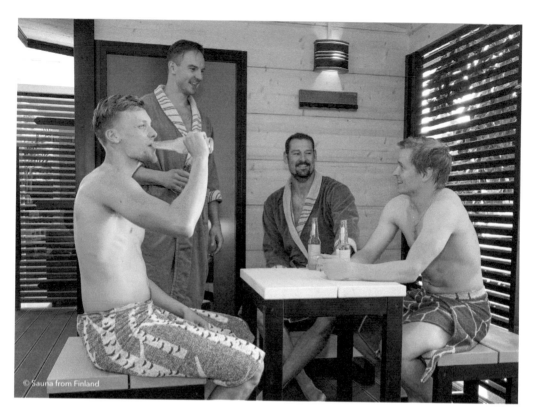

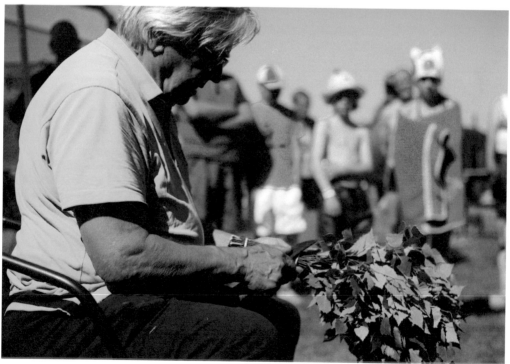

図12. フィンランド・イカーリネンで毎年7月に開催されるサウナフェスティバルで、入賞者のペンッティ・ハカラが白樺のヴィヒタを秀逸に仕上げています。

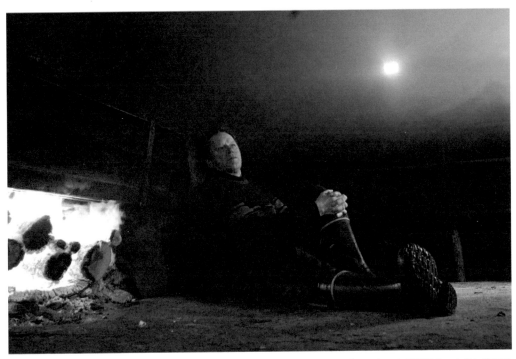

図13．薪サウナを温める仕事は非常に重要です。薪の取り扱い、火のつけ方、そして火が消えないように監視を適切に行う必要があります。この一連の過程は、入浴に向けた精神的な準備も兼ねています。この写真は、スモークサウナを長時間にわたって温め続ける男性の様子を捉えたものです。写真提供：ハンヌ・パカリネン（フィンランドサウナ協会）

サウナを運営する視点から考える

　サウナ体験の豊かさの背景には、見えない努力が数多くあります。フィンランドでは個人が運営するサウナが多く、電気ストーブはスイッチ一つで簡単に温められますが、薪ストーブは数時間の温めが必要です。公共のスモークサウナでは、8時間以上の温めと監視が求められることもあります。

　サウナの準備には、薪の調達、火の管理、必要な備品の配置、燃焼過程を調整する空気バルブの操作など、多岐にわたる作業が含まれます。入浴後は、サウナ室の乾燥と清掃、給湯器の水抜き、場合によっては表面の洗浄も必要になり、筆者が所有するサウナにおいても多大な労力を注いでいます。このように、目に見えない努力や裏方の作業がサウナ体験を支えています。サウナの準備と後片付けは、サウナオーナーや運営者を目指す場合、避けて通ることはできません。本書ではサウナ運営の裏側に光を当て、その本質を共有したいと考えています。

日常生活に欠かせないサウナ

　フィンランドでは、サウナが日常生活に欠かせないものとして広く愛されています。調査によると、フィンランド人の約60%が週に1回以上サウナを利用し、中にはほぼ毎日楽しむ人もいます。ただし、10%未満はサウナを利用していません。土曜日はサウナの利用が特に盛んで、公衆サウナが毎日開いているため、いつでも楽しむことができます。また、多くの公共施設にサウナがあり、男女別の更衣室が備えられています。大きな公共プールには複数のサウナがあり、少数ですが教会にもサウナが設置されています。フィンランドでは至るところに、サウナがあることが当たり前なのです。

　フィンランドのサウナは、その多様性と幅広い用途で知られています。ゆったりとしたリラックスタイムを求めることもあれば、ジムでのトレーニング後に短時間でサウナを楽しむこともあります。この場合、10分以内の短いスパンで2回から5回ほどロウリュを行い、リフレッシュする方法があります。フィンランドには数百万のサウナがあり、それぞれにユニークな特徴があります。20世紀まで、サウナは出産、死者の洗浄、麦芽製造など、さまざまな目的で利用されていました。

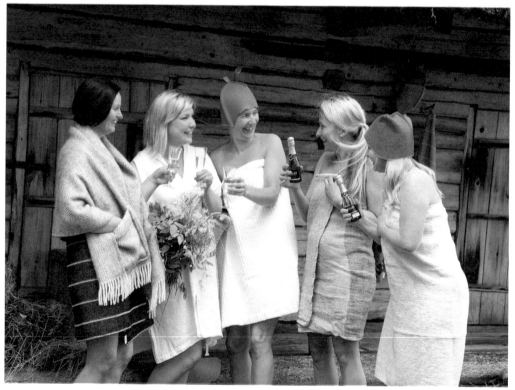

図14. 結婚式前、花嫁を祝うサウナでの女子会の様子です。写真には儀式の具体的な様子は映っていませんが、サウナで行われる特別な儀式は、現存する数少ない体験の一つです。写真提供：サウナ・フロム・フィンランド

新生児の誕生や結婚式、スポーツの勝利など、これらの行事においてもサウナが活用されています。サウナの外での社交活動も盛んで、サウナを利用しない人も行事に参加できます。人生の大切な行事とサウナは密接に結びついており、誰もが気軽にサウナパーティーを楽しむことができます。

　フィンランドでは、幼い子どもと一緒にサウナを楽しむことは珍しいことではありません。多くの子どもたちは歩き始める前からサウナに親しみ、幼少期からロウリュの技術を身につけています。筆者の息子も1歳になる頃には、薪サウナの準備を手伝うようになりました。

　親子でのサウナ体験は、親の判断と子どもの好みによって異なります。2歳未満の幼児であっても、親と同様にサウナの温かさを長時間楽しむ子もいれば、「パパ、ここは暑すぎる」と言ってすぐに退出する子もいます。多くの親は、子どもが隣の部屋で遊んだり、サウナ室の床で水遊びをしたりすることで、サウナ体験を楽しめるよう工夫しています。サウナへの適応は家庭によってさまざまですが、統計によると9割以上の家族がサウナ体験に満足していると報告されています。

　本書は、フィンランドサウナの設計と楽しい入浴に焦点を当てており、サウナの歴史的な設計手法については一部のみ触れています。

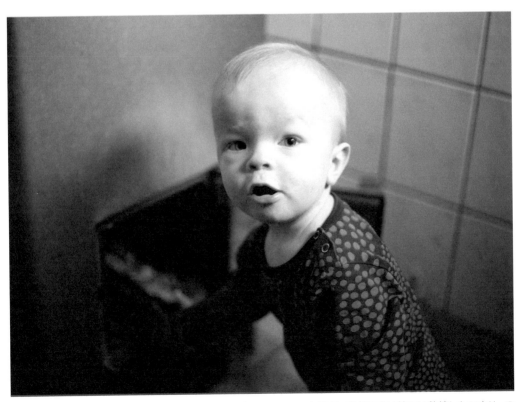

図15. フィンランドの子どもたちは、幼少期からサウナルーティンを学び、学校に行く前には熟練したロウリュの達人になります。筆者の息子は1歳のときには、すでにストーブを焚く準備をしていました。

他国のサウナ文化との違い

　フィンランドサウナの文化的側面を学び、他国のサウナ文化との共通点や相違点を考察することは、非常に興味深いテーマです。フィンランドに似たサウナ文化を持つ国には、ロシアやバルト三国があります。これらの国では、公衆サウナとプライベートサウナのバランスが似ています。20世紀まで、東フィンランドのサウナはロシア西部の文化に類似していました。1917年の独立後も、フィンランドのサウナ文化はロシアの影響が残っています。

　ロシアにおける温浴文化は、イーサン・ポロック教授によって2019年に出版された書籍で詳しく学ぶことができます。1808年にモスクワの中心部に設立された「Sanduny（Сандуны）」は、豊富な歴史を誇る大型の公衆サウナであり、複数のサウナフロア、レストラン、ランドリーサービスなどを備えています。一方、フィンランドのサウナはシンプルながらも、傑出した施設が存在します。ヘルシンキの「Löyly」やクオピオの「Saana」は、木造建築の美しさと機能性を兼ね備えた近代的な公衆サウナの例です。

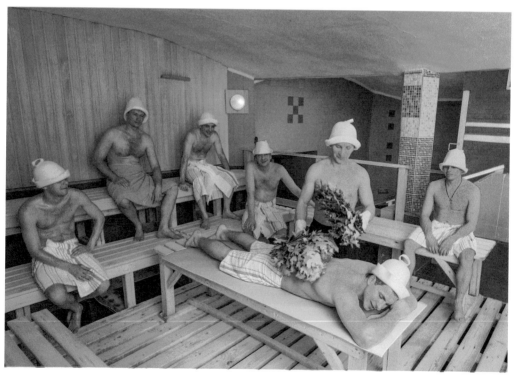

図16. ロシア・モスクワにある公衆サウナ「Sanduny」の男性用サウナの様子。バーニャの服装ルールなど、公式の写真と実際の状況には違いがあります。写真提供：Sanduny

ロシア語でサウナを意味する「バーニャ」という言葉がありますが、筆者もロシアのサウナをそのように呼んでいます。ロシアでサウナという言葉は、時としてネガティブな印象を与え、小規模で個人向けの電気サウナを連想させることがありますが、これは一般的な誤解に過ぎません。筆者の経験では、公共のバーニャはサウナハットの着用が一般的で、常に湿度が高い状態のため、フィンランドサウナほどロウリュを必要としません。

　文化的な観点では、ウィスキング習慣の違いがみられます。ロシアやバルト三国では、公衆サウナでウィスキングサービスが広く行われており、訓練を受けたスタッフが有料でウィスクマッサージを提供しています。さらに、利用者自身がセルフウィスキングを行うこともできます。ロシアでは、個人所有のサウナがフィンランドよりも少ないにも関わらず、プライベートサウナでのセルフウィスキングが普及しています。

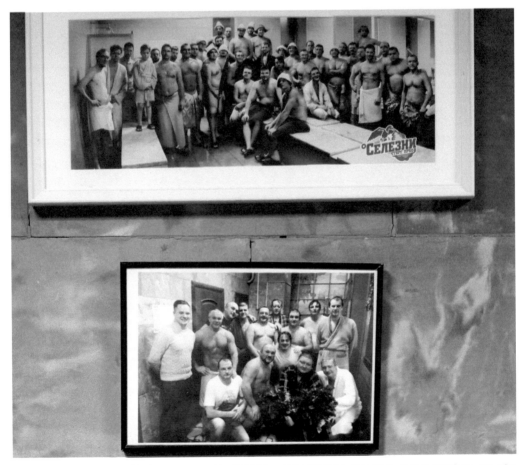

図17．モスクワのサウナ愛好家コミュニティは、秩序正しい社交活動を行っています。これらの写真は、セレズニョフスキー浴場で撮影されたものです。

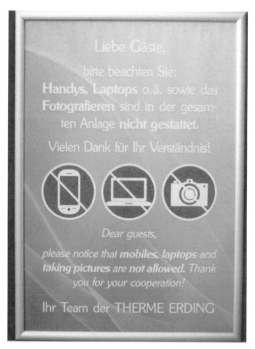

図18. ドイツサウナ利用時における注意書きの一例。

　サウナの利用者数でロシアに次いで多いのがドイツです。ドイツの特徴として挙げられるのは、公衆サウナでの男女混浴と大規模なサウナセンターの存在です。ドイツにはロシアのバーニャのような独自の施設はありませんが、世界各国の文化を反映した大規模なサウナセンターが存在します。たとえば、世界最大のサウナセンターである「Therme Erding」は、フィンランドサウナやバーニャを含む28種類のサウナを備えています。これらはサウナの空間や動線設計に独特の影響を与えており、ドイツ独自のサウナ文化を形成しています。

　フィンランドとの文化的類似点を考えるとき、オーストリア、ベルギー、オランダなどドイツの隣国も、よく似たサウナ文化を持っています。

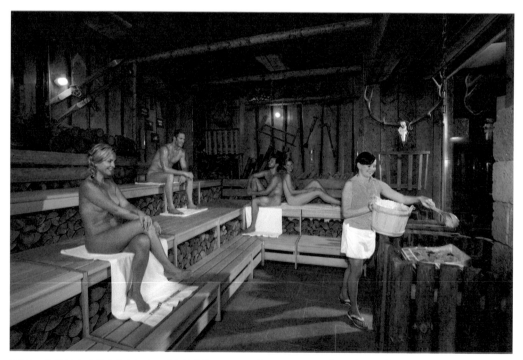

図19. 世界最大のサウナセンターである「Therme Erding」は、さまざまな好みに対応するために、バリエーション豊富なサウナを提供する極めて充実した施設です。写真提供：Therme Erding

国際サウナ協会（ISA）のリスト・エロマー氏によると、これらの国々では数千万人が同じルールとサウナの習慣を共有しています。ドイツの公衆サウナには明確な行動規範があり、広く守られているのが特徴です。ドイツのサウナ利用者は、フィンランドのリラックスしたスタイルと比べて、より整然とした行動をする傾向にあります。

　ドイツのサウナ文化はその厳格さで特に知られており、入浴前の足湯の推奨や温度表示の正確さ、サウナ外でのバスローブ着用とサウナ室内での大きなタオルの使用が求められます。利用者はこのタオルをベンチの上に敷き、肌と木の直接的な接触を避けることで表面を保護します。サウナでは衣服を着用せずに入浴するのがルールであり、人々は10分〜15分間、砂時計を使って時間を計りながら静かに過ごします。ドイツではサウナの静寂が重視され、会話はサウナの外で休憩中に限られます。

　ドイツでは、ロウリュはサウナマイスターによって実施されます。彼らはサウナ内でロウリュを行う唯一の人物で、バケツとラドルを使用し、道具によって蒸気を攪拌することでサウナのコンディションを調整します。彼らによる「アウフグース」のパフォーマンスは、ドイツサウナ文化のハイライトとされています。アウフグースは利用者から非常に高い人気を誇り、深い満足感とリラクゼーションを提供しています。2000年代からは、その技術と創造性を競う「ショーアウフグース」の世界選手権が毎年開催され、競技性を兼ね備えた領域に発展しました。

　サウナの文化は地域によって異なるものの、健康とリラクゼーションへの配慮は共通しています。サウナは単なる体験ではなく、多様な伝統と文化が結集したものと言えるでしょう。北欧、ヨーロッパのみならず、日本、韓国、オーストラリア、そしてアメリカ大陸を含む世界各地にサウナ文化が広がっています。メキシコの高級リゾートでは、古代メソアメリカのテマスカル伝統が今も続いています。日本では様々な伝統の影響を受け、ユニークでダイナミックな形でサウナ文化が進化しています。この新しい日本のサウナ文化に対し、筆者は敬意を表します。

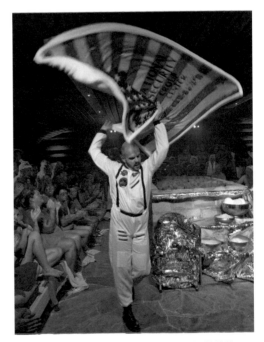

図20. アウフグースは魅力的な芸術や観戦競技へと発展し、10か国以上から競技者を集める世界選手権が毎年開催されています。写真は「アポロ13」の精神を体現したショーアウフグースの一幕です。写真提供：Jürgen Raab（Obermain Thermeにて撮影）

フィンランドサウナの定義

　本書では、フィンランドサウナの設計に焦点を当てています。サウナは熱い空気、水、または放射熱を用いて体を温め、発汗を促す温熱浴の一種です。1999年にドイツのアーヘンで開催された国際サウナ会議において、サウナの定義は以下のように明示されました。

　サウナとは、木製の壁を持つ温かい部屋のことを指す。薪、電気、ガスなどのエネルギー源を使用するサウナストーブにより、連続あるいは一度のみ加熱される。また、サウナには十分な量のサウナストーンが設置されており、このストーンに水をかけることによって湿度が調節される。最も高いベンチから最大1mの範囲で測定される温度は、70℃〜105℃である。（国際サウナ協会によって承認された文書より）

　本書の目的を踏まえると、この定義は少々厳格過ぎると感じています。筆者の見解は、過去100年に渡るフィンランドサウナの観察に基づき、理想的な状況だけでなく実際のサウナの状況も反映しています。ある研究結果では、平均温度は75℃〜88℃の間で測定されており、20世紀半ばのサウナ小屋では60℃〜80℃の低温での測定結果があります。本書ではサウナの温度を55℃〜120℃として、サウナの利用実態に即した温度範囲を提案します。

　筆者はフィンランドサウナの定義を広げ、さまざまな状況を考慮しています。しかし、古代ローマのテピダリウム、カルダリウム、ラコニウム、トルコのハマムのような伝統的な温浴施設は、サウナとははっきりと区別する必要があります。これらはサウナと明確に異なる特徴を持ち、ストーブが見えない、蒸気を手動でつくる設備がない、内装がガラスやタイルで覆われているなどの違いが存在します。

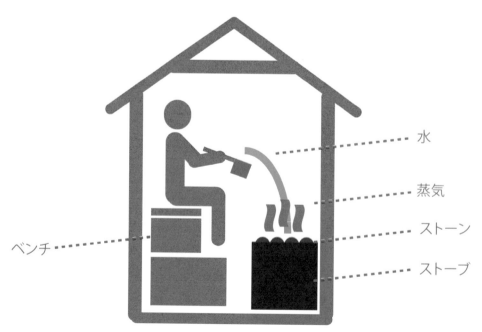

図21．フィンランドサウナの構成要素を表す図。ベンチ、水、蒸気、ストーブ、ストーン。

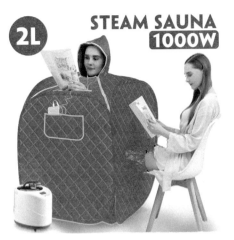
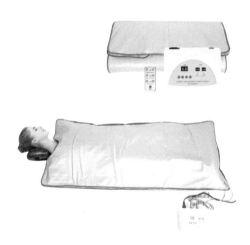

図22. eBayで「サウナ」と検索すると、実際のサウナとはあまり関連がない製品が表示されることがあります。表示される製品の一部には「bio sauna」と称されるスチームテントや「sauna blanket」、電気加熱式のトースターバッグなどが含まれます。

さらに、浴槽やスチームバス、赤外線ルームもサウナとは明確に異なるものです。一方で、伝統的なサウナに赤外線パネルを組み込んだ「ハイブリッドサウナ」が市場に登場しました。赤外線療法への関心が高まる中、伝統的なサウナの技術を尊重する形であれば、こちらもフィンランドのサウナとして認められるでしょう。

本書では、内装材料に関する定義をより柔軟に拡大することを目指しています。サウナの設計においては、無処理の木材を選択することが推奨されますが、木材だけが適切な壁材料だとは限りません。

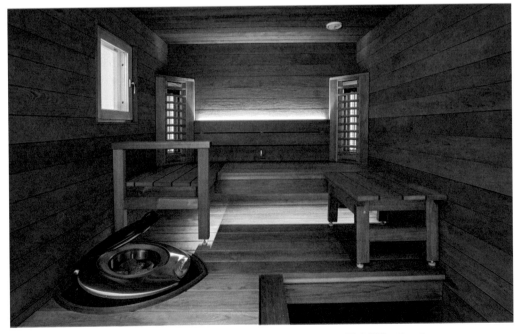

図23. 伝統的なサウナに赤外線パネルを組み込んだハイブリッドサウナ。写真提供：Harvia

実際、さまざまな材料が使用されており、たとえばレンガ、粘土、泥炭、藁、石、氷などがあります。木材はサウナの伝統的な選択肢ですが、他の材料もそれぞれ独自の魅力と利点を持っています。これら代替材料の利点と建築手法については、第5章で詳しく探究していきます。

フィンランドサウナの歴史

　フィンランドは、比較的短い歴史を持つ国として知られています。1917年に独立するまで、現在のフィンランド共和国の領土は、ロシアとスウェーデンの支配下にありました。ロシア支配下の時代には、サウナに関する多くの記録が残されていますが、さかのぼると氷河時代の終わりに、北部と東部の先住民がこの地にサウナをもたらしたとされています。紀元前5000年頃、農業社会の始まりと同時に恒久的な住居が必要になり、現代に伝わるサウナの形態が実現可能になったとされています。このサウナの起源は、東方から来たと推測されています。

　フィンランドのサウナ文化は、東西からの歴史的影響を受けています。ジャーナリストのマルッティ・ヴォレンユーリによると、西フィンランドは中世ヨーロッパからの影響を受け、スウェーデンとの交流を通じて、大型のサウナ建築が海岸沿いに広がりました。これに対して、東フィンランドではロシアの田舎風建築が小さなサウナ小屋の形に影響を与えました。このような東西の影響は20世紀初頭まで続き、建築家リスト・ヴォッレ・アピアラによって文書化されます。

　サウナ歴史家のヘイッキ・リューティネンは、フィンランドのサウナ文化はロシアやバルト三国の習慣を洗練させたものであると指摘しています。ミッケル・アーランドなどのサウナ歴史家たちは、サウナに似た発汗浴の概念はフィンランド独自のものではなく、世界中で独自に発展していることを示唆しています。サウナの起源がどうであれ、多くのフィンランド人はサウナを自国独自の発明として誇りに思っており、フィンランドではサウナ文化が深く根付いています。

　「SAUNA」という言葉の起源は、青銅器時代、紀元前1500年〜紀元前900年の間にフィンランド南部のバルト海沿岸で始まったとされています。しかし、フィンランドサウナに関する最初の考古学的証拠は、10世紀頃の石で作られた暖炉の残骸に過ぎませんでした。フィンランドサウナに関する最も古い歴史的記録は、15世紀〜16世紀にかけて、トゥルク市や古都の関連文書に記されています。これらの記録は、中世ヨーロッパにおけるサウナや都市の温浴文化、そしてフィンランドのサウナ文化が15世紀まで盛んだったことを示しています。

　サウナの歴史を振り返る際、フィンランドの歴史記録が少ないのは残念であり、ロシアのように歴史文書に基づくことはフィンランドでは難しいようです。しかし、歴史家ジョルジュ・ヴィガレロが指摘した風呂のない300年、15世紀〜18世紀にかけてヨーロッパ大陸やスウェーデンの温浴文化が衰退する中、フィンランドのサウナの特徴は数百年間ほぼ変わらずに続き、フィンランド人は自国のサウナ文化を守り抜きました。スウェーデン王室がサウナ

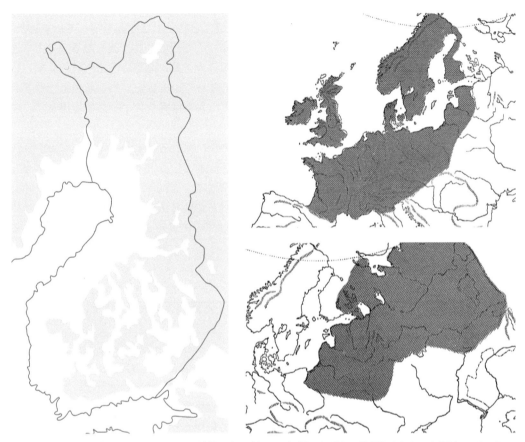

図24. 氷河時代の終わり、フィンランドの陸地は紀元前9000年頃にわずかに隆起しました。右図は、マルッティ・ヴォレンユーリ氏によるイラストで、東西フィンランドにおけるサウナの影響と分布を示しています。

に関する厳しい規制を課したとしても、フィンランド人はサウナを愛し続けたのです。こうした規制の名残として、都市部では建物とサウナとの間に安全距離を設けることが要求されており、このルールは今日のフィンランドの法律にも反映されています。

　近代に入り、フィンランドのサウナ文化は重大な変化を遂げ、特に過去200年間でサウナの形態に目覚ましい変化がみられました。三千年以上の長い歴史の中で、最も顕著な変化はサウナの構造が地面に掘られた穴から丸太造りの建物へと発展したことです。丸太造りの建物は、最初は角の切り込みから始まり、その後長い溝を使った接合技術が用いられるようになり、建物の断熱性が大幅に向上しました。フィンランドのサウナ文化と建築の礎は18世紀後半までに確立されており、この時期にイタリアの冒険家ジュゼッペ・アチェルビがフィンランドを訪れ、彼の旅行記にはフィンランドのサウナでの体験が鮮明に記されています。彼の記録は、当時のフィンランドとサウナの様子を詳しく伝える貴重な資料です。

フィンランドの農民たちは、入浴のために特別に建てられた小さな家を持っていました。この家は一つの部屋で構成されており、その奥には多くの石が置かれ、赤くなるまで火で温めます。これらの石に水をかけると、部屋の中にいる人々は厚い蒸気の雲に包まれます。狭い空間に多くの人を収容するため、2階建ての構造になっていました。熱い蒸気は上昇する性質があるため、2階は当然ながらより熱くなります。人々は男女共に衣類を着用せず、裸で入浴を行っていました。

　この家には小さな穴以外に窓がなく、屋根や木材の割れ目からわずかに光が入ります。70℃〜75℃まで温められた環境で、30分から1時間ほどを過ごし、人々が楽しむ姿を目の当たりにしたとき、私は自分の感覚が信じられないほどでした。彼らはこの熱い浴室にいる間、白樺の枝で作られた小枝で体の各部位を洗い、自分たちの体を擦っていました。外気温がマイナス20℃、もしくはマイナス30℃の冬でも、人々は裸のまま外に出て、雪の中で転がることも頻繁にありました。

　　　ジュゼッペ・アチェルビ、1802年
　　　『スウェーデン、フィンランド、ラップランドを通じて　北岬への旅』
　　　第22章　P297より

　アチェルビが目にした当時の様子は、現代の入浴法と非常に似ています。フィンランドのサウナは、農業だけでなく病院や薬局の機能も果たし、人間や動物の居住空間、さらには保管場所としても活用されてきました。これらの多様な機能が一つの建物内に統合されていたかどうかは地域によって異なりますが、農業での熱の利用がサウナの多機能性を後押ししていたことは明らかです。

　都市部のサウナは長らく、人間の出産や清潔を保つ目的で使われてきました。しかし、1950年代以降、レクリエーションとしての利用が主流になり、サウナは生活必需品から贅沢品へとその性格を強めていきます。1970年代には、シャワー付きのバスルームが都市部のアパートで普及しましたが、それまでは多くの人々が集合住宅の共用サウナや公衆サウナで体を洗うのが常識であり、これらの施設は20世紀後半まで広く利用され続けました。2020年、新型コロナウイルス感染症の流行により、フィンランドは変化の時を迎えます。多くの共用サウナや公衆サウナが閉鎖され、フィンランド人の20％以上がサウナの利用回数を減らす事態となりました。これはサウナが生活必需品から贅沢品へと変化していることを示唆しており、筆者はこの変化が技術革新などの影響によるものと考えています。

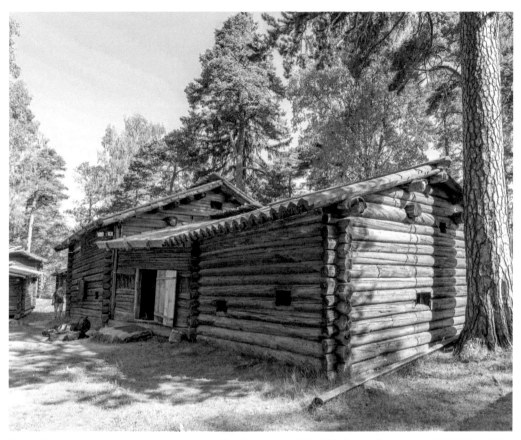

図25.「Niemelän torppa」は、ヘルシンキにあるセウラサーリ野外博物館の一部であり、18世紀後半に起源を持つ、現存する最古のサウナ建築物の一つです。

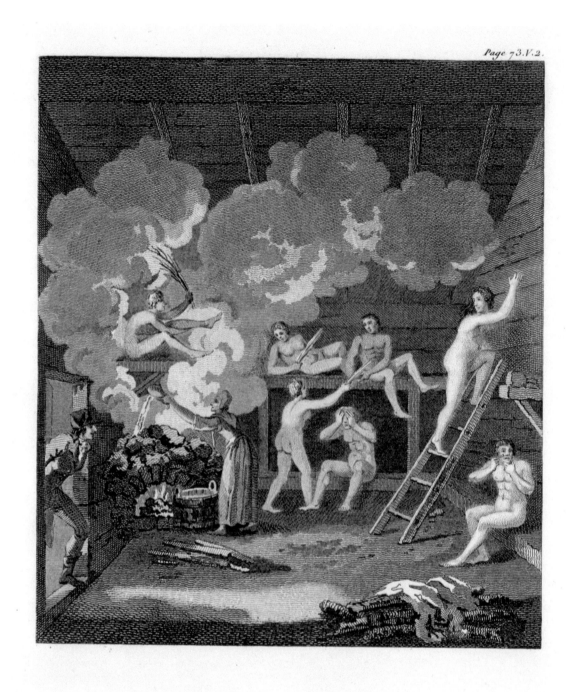

Bain Finlandais.

図26．ジュゼッペ・アチェルビの旅行記に描かれた、フィンランドのサウナ入浴風景のイラスト。

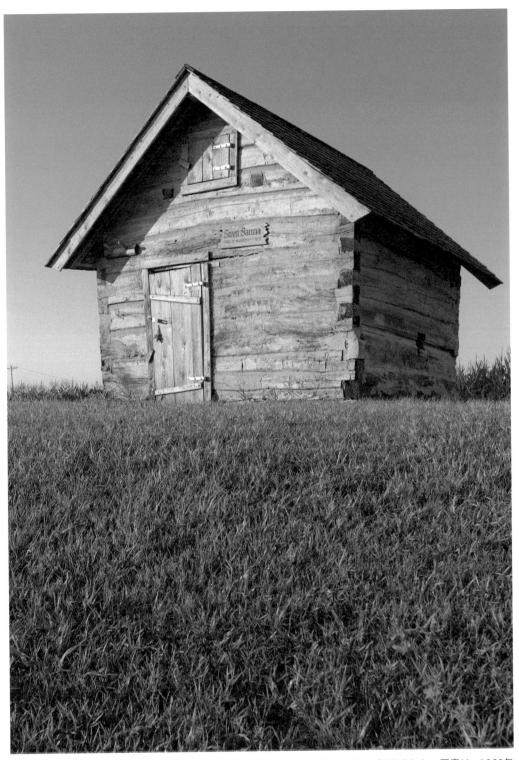

図27．フィンランドからの移民たちは、海外へ定住する際にサウナを建てることがありました。写真は、1868年
にミネソタ州のコカトー近郊で建設されたスモークサウナで、アメリカ合衆国内に現存する、移民によって建てら
れた最古のサウナである可能性があります。写真提供：アーロン・W・ハウタラ（寒さの反対 - ミネソタ大学出版）

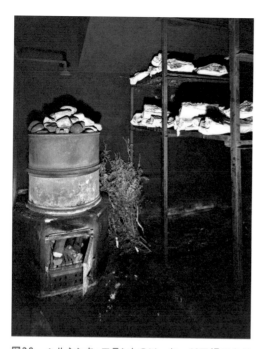

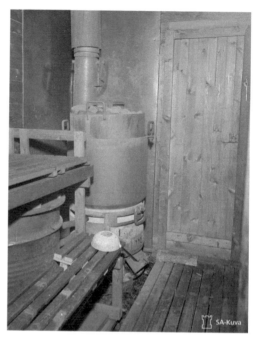

図28．ヘルシンキ・エラントのソーセージ工場にある燻製室で使用されていたドラム型ストーブ。煙突のないスモークサウナの熱源としても機能していました。写真提供：ヘルシンキ市博物館（1933年撮影、撮影者不明）

図29．フィンランド国防軍により、自発的に連続加熱式の薪ストーブが開発されました。この設計は、既存のストーブを基にしており、消毒目的で移動式の仮設サウナに設置されました。写真提供：フィンランド軍事博物館

フィンランドサウナの変革

　現代において身近なものとなったフィンランドのサウナは、突然普及したわけではなく、いくつかの変革期を経て確立されました。最初の変革は18世紀後半に起こり、火災リスクの高いスモークサウナが煙突付きのサウナに置き換えられました。しかし、何世紀も煙突なしでサウナは機能していたため、新たな構造の煩雑さから、煙突付きのサウナがすぐに広まることはありませんでした。次の変革は20世紀初頭に起こり、新世代のサウナストーブが登場します。これは「Pönttökiuas」と呼ばれるドラム型ストーブで、鋼鉄製のドラム容器や折りたたみ可能な金属板を使用し、鍛冶屋が改良を加えることによって簡易的なストーブを実現しました。このストーブはスモークサウナ用としての機能に加え、煙突を装着して煙を排出することも可能です。

　最大の変革は1930年代に始まり、1934年には連続加熱式の薪ストーブが、続いて1938年に電気ストーブが開発されました。これらはフィンランドのサウナ愛好家たちに迅速に受け入れられ、1940年代と1950年代を通じて広く普及しました。薪ストーブはロシア、電気ストーブはスウェーデンで発明されたという議論が存在する一方で、新型ストーブがフィンランド国内の地元企業によって開発、製造、販売されたことは画期的でした。かつて石工や鍛冶屋によって一つずつ手作りされていたストーブが、自社ブランドを持つ数百の小規模メーカーによって生産されるようになり、これら企業の成長と合併により、20世紀末にはサウナストーブの大量生産が可能になったのです。

連続加熱式の薪ストーブは、火室がサウナストーンから分離され、専用の管を通して煙を煙突に効率よく排出する改良が施されました（参照：P73 - 図50）。旧型のストーブは温めに数時間を要し、温め作業を行うことは労働者には困難でしたが、新しい薪ストーブは入浴前の準備時間を短縮し、入浴中の温め作業を可能にしました。さらに、旧型のストーブと比較して薪の消費を抑えるなど、サウナ利用を促進する重要な役割を果たしました。第二次世界大戦後の困難な時期に、多額の戦争賠償を負担していたフィンランドにとって、これらは特に大きな意義を持っていました。

　筆者は、新型ストーブの普及に第二次世界大戦が大きく影響を与えたと考えています。その主な理由は、フィンランド国防軍が消毒目的で連続加熱式ストーブを開発し、使用したことにあります（参照：図29）。これは、戦時中に発疹チフスの媒介となるシラミから兵士とその衣類を保護するための措置でした。この新しいストーブが消毒に有効であったため、帰国した若い兵士たちに広く受け入れられたのです。戦後、サウナの機能は簡素化され、個人の清潔と健康が重視されるようになりました。連続加熱式の薪ストーブや電気ストーブの導入により、サウナは清潔で明るい色調となり、スモークサウナの黒ずんだ室内から大きな変化を遂げました。多くのフィンランド人が現代の薪ストーブを思い浮かべるとき、この連続加熱式の薪ストーブが頭に浮かぶことが一般的です。しかし、実際にはこの種のストーブが市場に登場してから100年も経っていません。

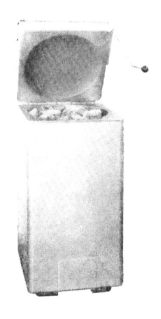

図30．1957年の広告にて、2021年時点の製品と比較しても見劣りしないとされる新型の蓄熱型電気ストーブが宣伝されています。この広告では、電気ストーブが薪ストーブに劣らず、同等の性能を持つとしています。出典：サウナ専門誌

電気ストーブは、薪ストーブと同等の革新的な発明と考えられています。同じく革新的なヒートエレメントを金属ケースで囲み、その近くにサウナストーンを配置するという、シンプルながら効果的な構造を特徴としています。この発明により、薪ストーブを設置できない都市部でもサウナを設置することが可能になり、1940年代以降の住宅建築の様式に変革をもたらしました。

サウナは集合住宅の共用部に組み込まれるようになり、1970年代にはフィンランドの建築家たちが住宅やアパートに中〜小型のサウナを取り入れ始めます。この流れは1990年代後半に最高潮に達し、5ベッドルームのペントハウスからスタジオタイプに至るまで、新築アパートの多くにサウナが設置されるようになりました。20世紀初頭、フィンランドの都市部でバスルームが普及し始め、1970年代にはシャワーが標準装備となるなど、入浴技術も進化しました。それ以前は、労働階級にとって主な清潔を保つ手段は公衆サウナの利用に限られており、上流階級のアパートにのみ浴槽が設置されていたのです。

筆者は、電気ストーブがサウナにもたらした革新は、他のどの変革よりも大きいと考えています。新しい薪ストーブは多くの面で旧型のものよりも優れていましたが、電気ストーブのように薪の取り扱いや温めの手間を完全に省くことはできませんでした。一方で電気サウナはバスルームの隣に設置され、スイッチ一つで温めが可能となり、その結果、電気サウナが市場に出回るようになりました。サウナの広範な普及は、富や収入にかかわらず、ほとんどの人々が容易かつ手頃な価格でサウナを利用できるという利点をもたらし、そのメリットを社会全体が享受できるようになっています。

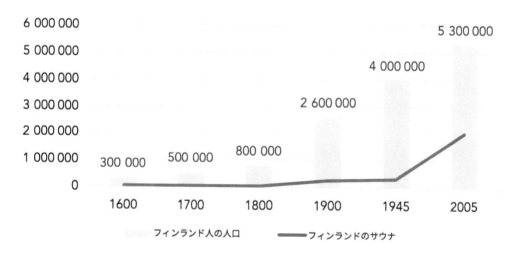

図31. フィンランドにおけるサウナ数の推移。（リスト・ヴォッレ・アピアラによる2016年統計データをもとに編集）

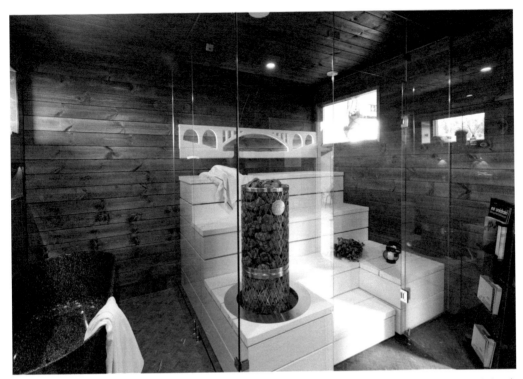

図32. 現代における住宅一体型サウナの一例です。電気ストーブと機械換気の仕組みが導入されています。出典：2019年、フィンランド・コウヴォラで開催された住宅展示会

　技術革新の結果、かつて数百から数千台だった個人所有のサウナの数が、200万台以上に急増しました。しかし、この急激な増加がフィンランドのサウナ文化やその質にどのような影響を与えているかについての疑問が提起されています。多くの人々が自分のサウナを所有するようになったことで、家族や近隣の人々、従業員とのサウナ共有の文化が薄れてしまったのです。筆者は、電気サウナへの移行が19世紀のサウナの基本精神を薄めてしまったと感じています。新しい世代のサウナ愛好家である筆者自身も、当初は電気サウナを経験したものの、やがて伝統的なサウナの深い魅力に引き寄せられ、その情熱が再燃しました。

　多くのフィンランド人が薪サウナを好む理由の一つは、自然換気にあります。山小屋にある薪サウナでは自然換気が行われていますが、電気サウナでは自然換気が不足しがちであり、そのギャップを機械換気が埋めることが期待されています。電気サウナによる新たな変革は、特定の建築タイプに適した機械換気の広範囲な導入によるもので、1950年代から集合住宅におけるサウナの増加に伴い普及しました（参照：図31）。1980年代には、機械換気が政府の建築基準で唯一推奨される換気方式となります。しかしこれはサウナにとって、メリットとデメリットの両方をもたらします。設計と建築が不十分な場合、サウナの空気が過度に乾燥し、ロウリュの体験が損なわれることがあり、サウナ体験全体にマイナスの影響を与えます。この事実こそ、人々が薪サウナを好む理由の一つですが、その一方で利便性を優先し、電気サウナを定期的に利用するという相反する状況も存在します。

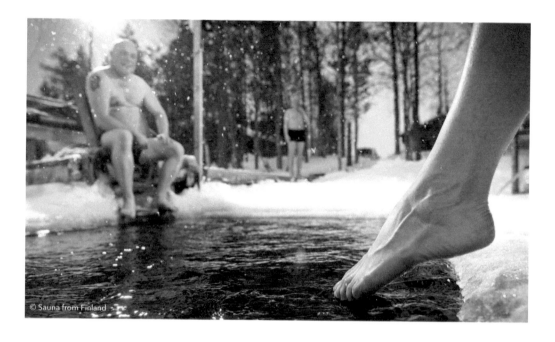
© Sauna from Finland

その後、電子制御が可能な蓄熱式ストーブや赤外線パネルを備えたハイブリッドストーブ、スマートフォンによる遠隔温度調節の仕組みなど、いくつかの新しい発明がありました。しかし、これらのほとんどはサウナの内部構造やストーブの外観に限定され、フィンランドサウナの基本的な仕組みには大きな変化がみられませんでした。

サウナにおける技術革新の軌跡は、人類の宇宙開発競争に類似しているかもしれません。1969年の月面着陸が60年以上経過した今も、比類なき成果としてみなされているように。

フィンランドサウナと健康

フィンランドサウナは特別な癒しの場として長く機能してきました。サウナに入ると、体温と心拍数が上昇し、肌の温度が上がり、発汗します。特に、発汗は体から毒素を排出する手段として伝統的に重視されています。スモークサウナは、その加熱方法と高温環境が自然に無菌状態を作り出し、ウィスキングやカッピングなどの治療法が行われてきました。これらは、病院が普及する前の健康センターのような役割を果たしていました。

サウナが健康によいとされる理由は何でしょうか。サウナは定期的な運動に匹敵するとしばしば考えられますが、週に4回以上サウナを利用する人々は、冠状動脈疾患や脳卒中のリスクを低減するなど、顕著な健康効果を享受しています。これらの望ましい健康効果に加えて、ヒートショックプロテインの活性化や循環系の変化など、サウナとの因果関係を示す新しいデータが存在します。

1779年に、ポルトガルの医師アントニオ・リベイロ・サンチェスは、ロシアのサウナ習慣を長期間研究した後、「バーニャは医学が処方する薬の三分の二を代替できる」と主張しました。彼の研究は、サウナの医学的利益と学術的信頼性を結び付けた最初の著作である可能性があります。

近年の研究は、サウナがもたらす健康効果の多くを証明しています。しかし、サウナの健康に対するプラス面と潜在的なマイナス面はまだ完全には解明されておらず、それらを司るメカニズムも依然として不明です。

　それでも、良質なサウナはリラクゼーションを促し、ストレスを軽減できるため、これ自体が大きな利点であると言えます。諸説あるものの、適切に設計されたフィンランドサウナは、健康効果を最大限に引き出すと期待されています。しかし、もしサウナが耐え難いと感じる場合、その潜在的な健康効果は限定的になるかもしれません。

Read More

Printed books and scientific publications

Aaland, 1978

Acerbi, 1801

Blåfield & Blåfield, 2019

Hannuksela & Ellahham, 2001

Hussain & Cohen, 2018

Hussain et al., 2019

Laatikainen, 2019

Liikkanen & Laukkanen, 2020

MacWilliams, 2014

Pearson, 2020

Pollock, 2019

Reinikainen, 1977

Sauna from Finland, 2020

Teeri, 1988

Valtakari, 1988

Vuolle-Apiala, 2016

Vuorenjuuri, 1967

Internet sources:

https://www.therme-erding.de/ The world's largest sauna center

https://www.aufguss-wm.com/de/ Sauna aufguss world championships

https://saunainternational.net/ The International Sauna Association, the umbrella for all national associations

https://www.ilmatieteenlaitos.fi/vuositilastot The Finnish weather statistics

https://www.is.fi/kotimaa/art-2000006503502.html News about a yellow press online study of washing before sauna

フィンランドサウナの利用方法

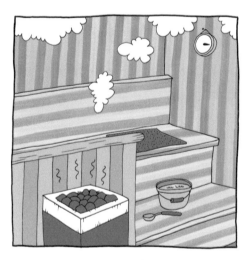

サウナは温かい部屋であり、温度が摂氏100℃に達することもあります。サウナは「kiuas」という、ストーンを敷き詰めたストーブで温められます。このストーンとストーブは非常に熱くなります。

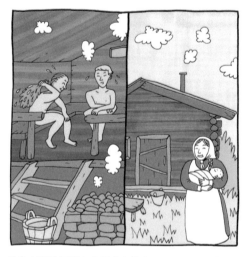

サウナは千年以上の歴史を持ち、フィンランド文化において重要な役割を果たしています。人々はサウナで体を洗い、リラックスすることができます。かつてサウナは、出産の場所や死者を洗う場所としても一般的に用いられ、この慣習は1930年代まで続きました。その主な理由は、サウナが家の中で最も清潔な場所であったからです。このような背景から、サウナはフィンランド人にとって深い意味を持つようになりました。

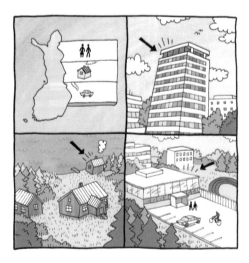

フィンランドの国民の大多数が自宅にサウナを所有していることはよく知られています。加えて、公共プール、スポーツ施設、サウナ専門施設などにもサウナが設置されています。人々は週に一度、場合によってはそれ以上の頻度でサウナを利用します。

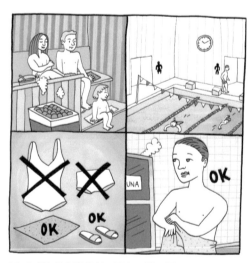

フィンランドの家族は、男女一緒に裸でサウナに入ることがあります。見知らぬ人とサウナを共有する場合は、男女別々に入ります。公共のサウナでも、人々は裸で過ごすことが一般的ですが、裸に抵抗がある場合はタオルで体を隠しても問題ありません。

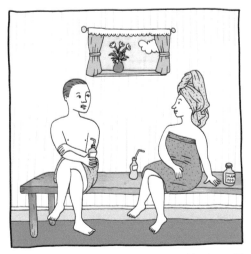

一般的に、サウナは性的な活動とは無関係であると認識されています。

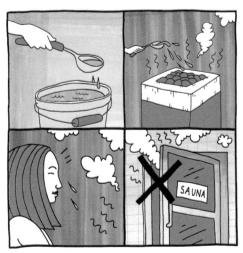

バケツからラドルで水をすくい、熱いストーンに水をかけます。水はすぐに熱い蒸気に変わるため、サウナにいる全員の同意を得た上でロウリュを行いましょう。その際、サウナの扉は閉じたままにしておきます。サウナのドアは閉じた状態に保ちます。

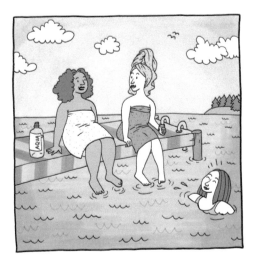

サウナの合間にシャワーを浴びたり、屋外で休憩したり、湖や海で泳いで体を冷やすのはおすすめです。涼むことは健康に役立ちます。また、水分補給も十分に行うことを忘れないでください。

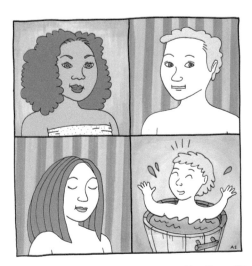

サウナでロウリュを楽しみつつ、他の利用者への配慮も忘れないでください。サウナへようこそ！

SUOMEN SAUNASEURA
FINSKA BASTUSÄLLSKAPET
THE FINNISH SAUNA SOCIETY

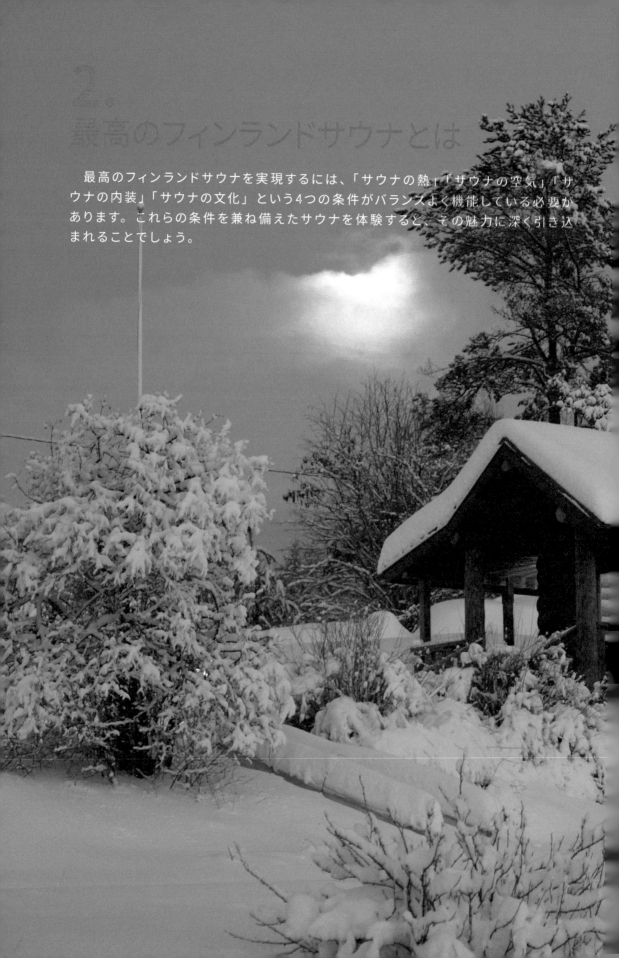

2.
最高のフィンランドサウナとは

　最高のフィンランドサウナを実現するには、「サウナの熱」「サウナの空気」「サウナの内装」「サウナの文化」という4つの条件がバランスよく機能している必要があります。これらの条件を兼ね備えたサウナを体験すると、その魅力に深く引き込まれることでしょう。

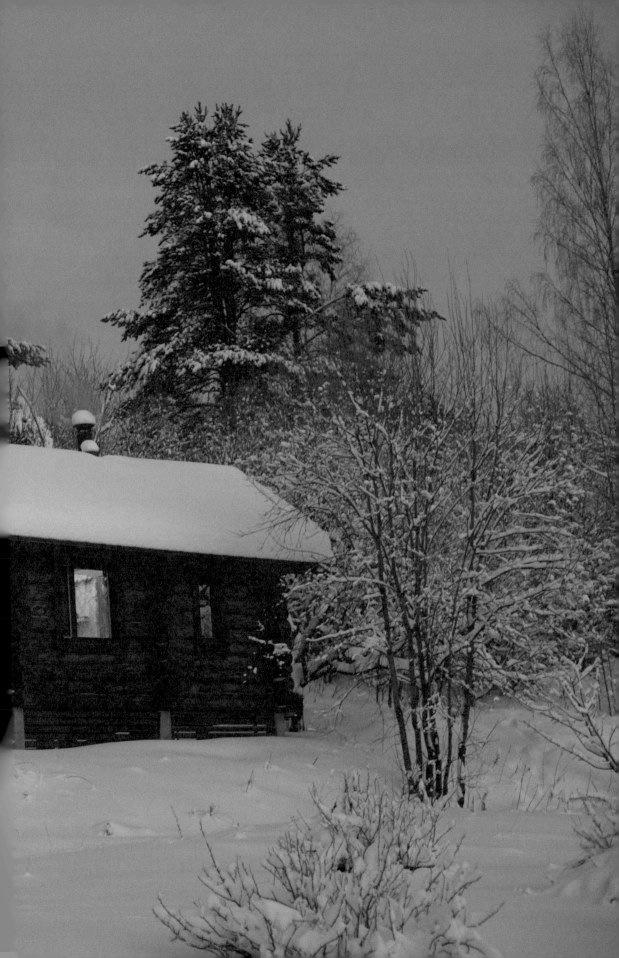

最高のサウナを見分ける方法

　最高のサウナは心地よく、安全に楽しむことができ、サウナ室から出たくなるような感覚を提供します。最高のサウナを見分ける基準の一つは、サウナ室で30分以上快適に過ごせるかどうかです。しかし、水分補給には十分注意しましょう。一方で、サウナ室での滞在時間が5分以下となる場合は、設計に深刻な問題があるか、利用者に適していない可能性があります。最高のサウナを見分けることは、わずかな経験があれば比較的簡単です。しかし、その経験をもとにサウナ設計を十分に行うことは難しいでしょう。

　フィンランド人はサウナに対し特別な価値観を持っています。複数の研究によると、フィンランド人はロウリュの質とサウナの清潔さをとても重視しています。フィンランドサウナの振興団体「サウナ・フロム・フィンランド」は、世界中でフィンランドサウナの品質を保証するために活動しており、8つの価値観を提唱しています。これらは、サウナの設計においても有益な指針となります。

- ・安全性
- ・清潔さ
- ・本物志向
- ・リラクゼーション

- ・ウェルビーイングと健康
- ・コントラスト
- ・多感覚体験
- ・責任

　8つの価値観はフィンランドサウナの在り方と合致しており、容易に想像できるものばかりです。たとえば「コントラスト」とは、日常生活との対比を生み出すサウナの習慣や、発汗と冷却の相互作用による熱感覚と体の反応、血管の拡張と収縮による対比を指します。

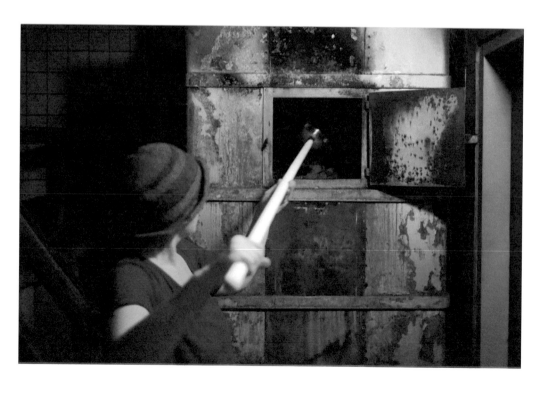

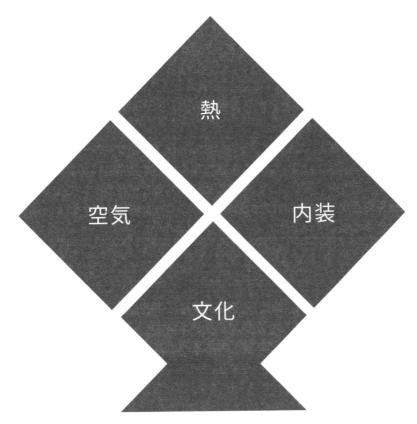

図33. サウナ体験：四つ葉のクローバーモデル。

「多感覚体験」とは、視覚、嗅覚、聴覚、温かさや冷たさを感じる触覚、そしてわずかに味覚も刺激することを意味します。「責任」とは、自然との調和を保ちつつ、長年続いてきたフィンランドサウナの伝統を示しています。現代のサウナは、人間の活力を促進するだけでなく、持続可能な方法で社会と環境に対する責任を果たす必要があります。

最高のサウナを実現する4つの条件

　サウナの体験を重視した設計を行う際、筆者は「サウナ体験：四つ葉のクローバーモデル」を採用しています（参照：図33）。このモデルは、「サウナの熱」「サウナの空気」「サウナの内装」「サウナの文化」という4つの条件で構成されています。

　「サウナの熱」は、サウナに入るとすぐに感じられ、温度計で測定される条件です。サウナの温度は、最上段のベンチから1mの高さで測定されることが一般的です。しかし、適切な温度管理を行うには、ベンチの最上段から最下段にかけて温度が均等であることが重要です。

　「サウナの空気」は、サウナの設計において必要不可欠な条件です。空気は目に見えないため、設計士にとって調整が難しい部分がありますが、入浴時の快適さや香りから判断することができます。

「サウナの内装」は、誰もが簡単に評価し判断できる条件です。具体的には天井、壁、扉、床、窓、照明、安全対策などが含まれます。内装の多くは機能性に重点を置いており、天井に合わせたベンチの設計が特に重要です。これにより、究極のロウリュ体験と至高のサウナ体験が実現します。

　「サウナの文化」は、サウナの設計に直接関わるものではありませんが、文化的および社会的な価値に大きく寄与します。

　本書の目的は、さまざまな要素を組み合わせて、理想的なフィンランドサウナの実現方法を解明することにあります。フィンランド人の多くは、素晴らしいサウナ体験には優れたロウリュが欠かせないと考えています。本書で提供されるガイドラインに従ってサウナを設計し、適切に運用を行い、一定の手順と良質な水でロウリュを行うことが、人々に忘れがたい体験を提供できると信じています。

サウナをつくる目的

　サウナの設計と建築の主な目的は、利用者に最高の体験を提供することです。しかし、すべての人々のニーズを完璧に満たす理想のサウナが存在するとは筆者は考えていません。多くの人々に適したサウナが存在する可能性はあるものの、自身のためのサウナを設計する際には、自らの希望や好みを最優先すべきです。

　自分に合った理想のサウナを見つけるためには、まず自身の好みを知ることが大切です。サウナを設計する前に、さまざまな種類のサウナを体験してみましょう。フィンランドでは、75℃〜105℃の平均温度に加え、100℃を超える高温、55℃〜65℃の低温、高湿度、あるいは非常に乾燥した空気を好む人もいます。このように異なる温度と湿度を体験することで、どの条件が自分に最適かを見極めることができます。

　筆者は、フィンランド以外で本格的なサウナ体験をすることは容易ではないと考えています。アメリカ中西部など、フィンランド移民の伝統が受け継がれている地域を除き、真のフィンランドサウナは世界的には限られた存在です。中央ヨーロッパやバルト三国には、サウナワールドのような大型施設が存在します。しかし、本格的な薪サウナやスモークサウナ、一般公開されているサウナ小屋は、フィンランドにしかないでしょう。ヘルシンキ近郊のヴァンターに位置する「Kuusijärvi」は、その典型的な例です。すべてのサウナ愛好家がフィンランド旅行を現実的な選択肢とすることは難しいかもしれません。まずは地元でサウナ体験を探求し、インターネットやソーシャルメディアで情報収集してみましょう。

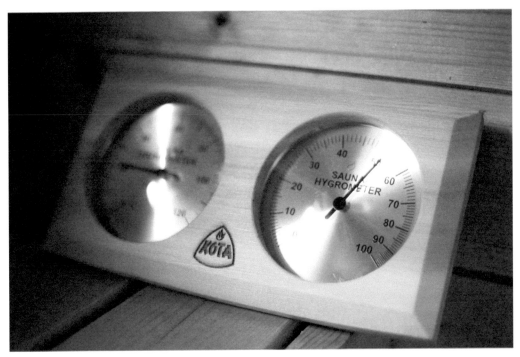

図34. サウナの温度計と湿度計は、サウナの状態を示す重要な指標です。フィンランドの温度計は通常、最高120
℃までを表示します。

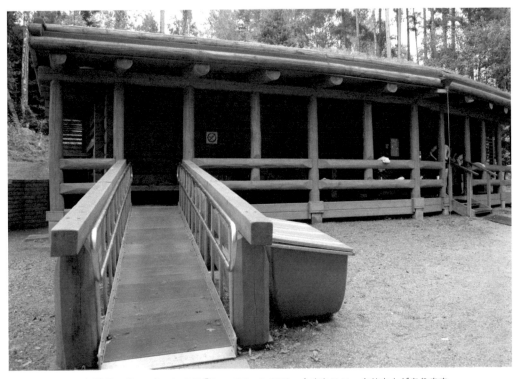

図35. ヘルシンキ近郊のヴァンターにある「Kuusijärvi」には、大きなスモークサウナがあります。

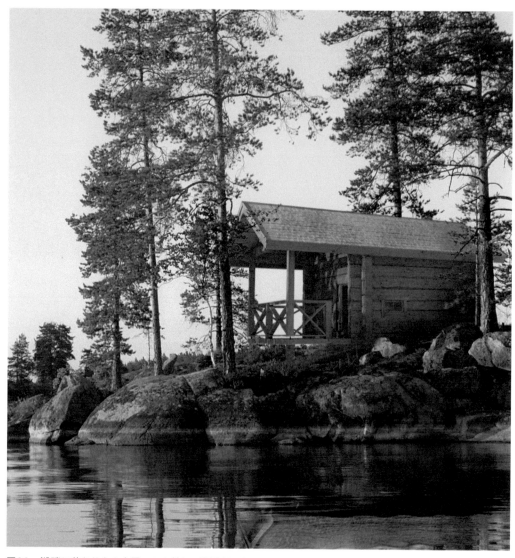

図36. 湖畔に佇むサウナ小屋。この美しい光景は、多くのフィンランド人にとって魅力的であり、リスト・ヴォッレ・アピアラの設計に基づいています。素材提供：ヤルモ・ヒルトゥネン

フィンランドサウナの原点

　フィンランドサウナを代表するものとして、太い丸太で建てられた小屋を思い浮かべる人も多いでしょう。フィンランドの田舎にある人里離れた湖畔で、夕日に照らされながらサウナ小屋が佇んでいます（参照：図36）。歴史家エルッキ・フレドリクソンによると、このようなサウナ小屋は、19世紀後半にフィンランドで発展し、国内全域に広がりました。しかし、この理想的なサウナ小屋がフィンランドで唯一の形態ではなく、都市や国の計画規制により、湖畔付近に新たなサウナ小屋を建てることが難しくなっています。歴史を振り返ると、過去100年の間にさまざまな種類の建物にサウナが組み込まれてきたことがわかります。

サウナに適した立地の選定

　サウナの立地選定においては、利便性と環境への適応が重要です。以下の必要事項を確認しましょう。

- 良質な水源と水回りの動線確保
- 他の建築物との安全距離の対策
- プライバシー保護と気候対策の実施
- サウナがある建物の視認性確保
- 周辺の建築物や環境との調和
- サウナに必要な電源環境の整備

　建築家リスト・ヴォッレ・アピアラによると、かつてのサウナは農場の近く、川、池、湧水、井戸のそばによく建てられました。水道が普及する以前は、新鮮な水源への動線確保が重要であり、良質な水は洗濯、入浴、ロウリュに欠かせないものでした。さらに、フィンランドには温泉が存在しないため、サウナは温水を得ることができる数少ない場所の一つであったと言われています。

　また、火災からの安全対策も重要です。フィンランドの法律では、スモークサウナは他の建物から少なくとも15m、隣人の土地からは20m以上離れた場所に建てることが義務付けられています。

　プライバシー保護や環境対応の観点からも、サウナの立地選定は重要です。水源や電源の確保に加えて、他人の視線や雨風から保護することが可能となります。さらに、太陽の軌道と風の向きを考慮することは、薪サウナの換気や火入れ、サウナのエネルギー効率にも影響を及ぼします。

　サウナの入口は、プライバシーよりも視認性を重視し、他の建物に面して配置されています。建築家ペッカ・トンミラは、サウナを西または南西に向けて配置することで夕日を楽しむことができると述べています。

　サウナが既存の建物や周辺環境とどのように調和するか、建築家はまず外観の印象を考慮します。しかし、本書ではその外観よりも内部の設計と機能性に焦点を当て、フィンランドサウナの建築事例をいくつか紹介しています。

　最後に必要なのは、電源環境の整備です。これにより、どのような熱源や照明を選択するかが決まります。電気ストーブは太陽光パネルやバッテリーだけでは賄えないほどの大きな電力を必要とします。電源はどこにでも設置可能ですが、農村地域での設置には追加のコストがかかる場合があります。

　近年、オフグリッドの照明や携帯用シャワーなど、固定電源に依存しない製品が増えています。2020年には、太陽光発電による「Lytefire」のプロトタイプが実証され、スイスのアルプス山脈でサウナを温めることができました。季節や気候の変動を考慮すると、太陽エネルギーはサウナそのものを温めるよりも、サウナの照明などに使用する方が実用的かもしれません。

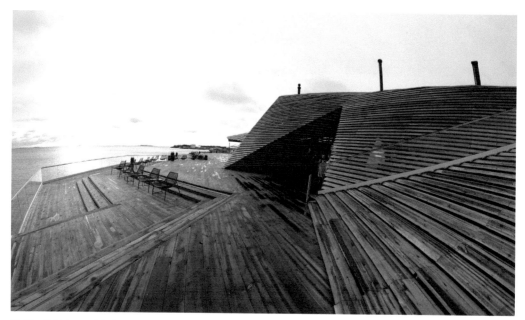

図37.「Löyly Helsinki」はAvanto Architectsによって設計され、2015年に完成しました。フィンランドの木造建築を代表する建物の一つで、都市環境に新しい活気をもたらす大胆な作品です。この建築物は周囲の建物と一線を画し、海岸線に沿って設計されています。

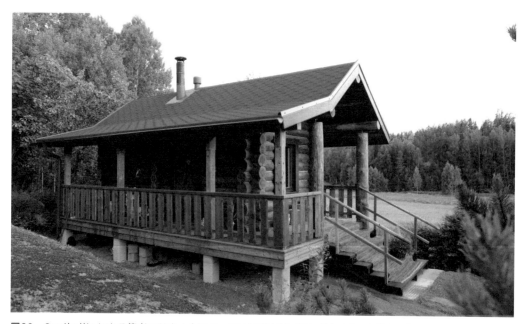

図38. Suvikallioにある筆者のサウナ小屋は、長い屋根付きベランダとテラスを備えており、人目を避ける側に面しています。これにより、プライバシーと遮蔽性が確保されています。

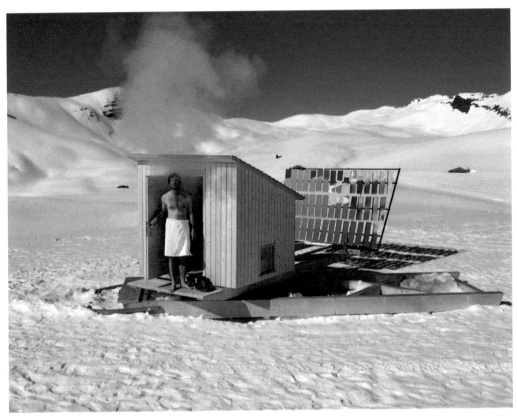

図39．スイスの太陽光発電を利用した「Lytefire」というサウナは、フィンランドのサウナ基準には達していないものの、大胆かつ新しい試みです。このサウナは、窓を通して太陽光をストーンに当てることで、大規模な太陽光集中装置を熱源として利用しています。エネルギーの最適化を図るため、建物は太陽の位置変化に合わせて回転することができます。写真提供：ウルス・リッゲンバッハ（Lytefire2020）

自宅にサウナを設置する場合

　フィンランドでは、多くの住宅やアパートにすでにサウナが設置されているため、独立したサウナ小屋を建てることは一般的に贅沢とみなされます。新築の際には設計段階でサウナの導入を検討できますが、既存の建物にサウナを追加する場合、後述する換気と衛生のガイドラインを遵守しなければなりません。また、熱と湿度を伴う新しい空間を設ける際には、水の適切な管理が求められます。

　住宅一体型のサウナでは電気ストーブの使用が一般的ですが、煙突がある場合は薪ストーブの導入も検討できます。煙突を後から追加する場合、高温の排気ガスによる火災リスクに十分な注意を払う必要があります。この火災リスクが原因で、フィンランドでは年に数件の火災が発生しています。

サウナの大きさを決めるために

サウナに適したサイズを決定する際には、以下の二点を考慮する必要があります。

- サウナを利用する人数
- サウナ室以外の部屋の広さ

フィンランドサウナの設計は、一度に快適に座れる人数を基準にしています。通常、1名あたり必要な座席スペースは約0.5㎡（平方メートル）です。理想的なサウナでは、最上段で横になることができるスペースがあることが望ましいと筆者は考えています。これを実現するには、ベンチには少なくとも200cmの長さが必要です。

サウナの設計に際しては、広々とした空間が推奨されます。多くのサウナストーブは大量の輻射熱を発するため、ストーブが近すぎる場合、サウナ室内の快適性が低下する恐れがあります。また、古いフィンランドのスモークサウナは3m x 3mのサイズであることが多く、大家族と大きなストーブを収容するために設計されていました。これらを踏まえて、筆者が推奨するサウナの最小サイズは約6㎡（2.4m x 2.5m）です。サウナの最小サイズに関する明確な規定は存在しませんが、多くのフィンランドサウナは少なくとも4名が座れるサイズ（例：4㎡、2m × 2m以上）で設計されています。より小さいサイズの設計も可能ですが、筆者としては通常、そのようなサイズを推奨していません。さらに、床面積の設計では、ベンチへのアクセス、サウナストーブの設置スペース、そして火災安全基準も考慮する必要があります。

また、サウナを温める時間や温度設定に大きく影響を受けます。たとえば、4名用で20㎡のサウナの場合、温めに必要な時間や電力コストが問題になることがあります。特に大型の電気サウナの場合、三相電力を利用できないなど、大量の電力消費に対応していない建物では電力供給に困難が生じる恐れがあります。そのため、建物に統合された電気サウナでは、およそ4㎡のスペースが理想的であるとされています。

サウナの内部寸法を考慮すると、4名が快適に使用できるサイズは15㎡が適切であると言えます。この大きさのサウナになるとさまざまなストーブが選べますが、本書の内容を完全に理解した上で、サイズの検討は慎重に行いましょう。筆者は適度なサイズのサウナを好む方で、これは、強弱さまざまなロウリュをつくることができるためです。

最小要件	
サウナ小屋で推奨される床面積	6㎡
推奨される寸法	長さ2.4m × 幅2.5m
推奨される天井高	2.5m
推奨される容積	15㎡
住宅一体型サウナで推奨される床面積	4㎡
推奨される寸法	長さ2m × 幅2m
推奨される容積	10㎡

表2．フィンランドサウナで推奨される寸法

サウナの規模が大きくなると、それに伴い大型のストーブとより多くの水が必要となります。筆者が訪れたロシアのバーニャ「Seleznevskie」では、巨大なストーブに何杯もの水を投じる大型サウナがありました。しかし、そのようなサイズのサウナを温めるには、相当な労力を要します。

　最後に、天井の高さと容積は重要です。適切な天井の高さを確保することにより、ストーブの最上部よりも高い位置にベンチを配置できます。これは、サウナ内で均一な温度を感じられるようにするための「ロウリュの法則」として知られる推奨事項に基づくものです。新しいサウナをつくる際には、初期設計段階での慎重な検討が最終的なサウナ体験に大きく影響します。後から天井を高くすることは困難ですが、初めから天井の高さを適切に設定し、必要に応じて天井を下げて容積を調整することは可能です。

　では、サウナ室の天井の高さはどのくらいが適切でしょうか。筆者は250cmを推奨しており、最上段のベンチを最大120cmの高さに設定できること、天井からの最低距離を100cmに保つことが可能であるためです。一方、ベンチの高さが120cmを超える場合、エネルギー効率が低下し、ロウリュの効果も減少する恐れがあります。

サウナに必要な設備と空間

　現代のフィンランドでは、サウナのみを設置することはほとんどありません。サウナ体験を充実させるためには、浴室、更衣室、トイレ、そして屋外へのアクセスが必要とされます。これらはサウナの大きさに応じて設計されなければなりません。建築家ペッカ・トンミラ氏によると、浴室はサウナの少なくとも50%以上大きくすることが望ましく、更衣室はサウナの2倍の大きさが適切とされています。たとえば、サウナが最小サイズの4㎡である場合、浴室は6㎡、更衣室は8㎡が必要であり、合計で18㎡の空間が必要です。さらに、トイレやクローゼットなどの設置も考慮しましょう。

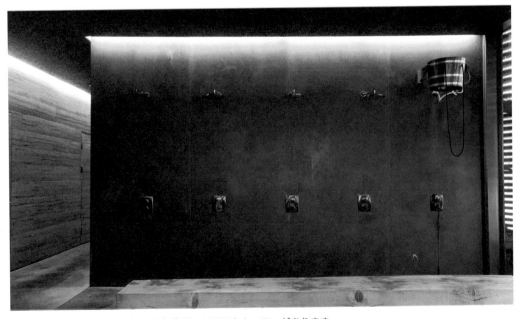

図40. Löyly Helsinkiには、男女共用エリアにもシャワーがあります。

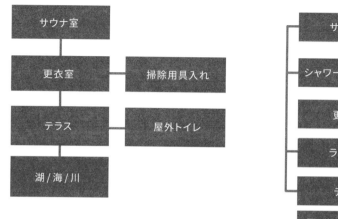
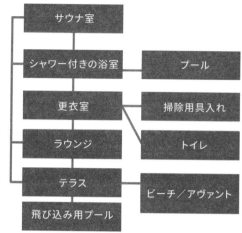

シンプルなサウナ小屋

- サウナ室
- 更衣室 ─ 掃除用具入れ
- テラス ─ 屋外トイレ
- 湖／海／川

充実したサウナ施設

- サウナ室
- シャワー付きの浴室 ─ プール
- 更衣室 ─ 掃除用具入れ
- ラウンジ ─ トイレ
- テラス ─ ビーチ／アヴァント
- 飛び込み用プール

図41. シンプルなサウナ小屋と、充実したサウナ施設との設備空間を比較した例。

　サウナに必要な設備は一見多いと感じるかもしれませんが、定められた基準に従い適切に付帯設備と空間を配置すれば、混雑とは無縁の、広々としたサウナ体験を実現することができます。サウナ室外の体験を考慮すると、より多くの空間が必要です。2名以下でのサウナ利用であっても、これらの重要性を決して軽視しないようにしましょう。必要な設備は以下の通りです。

- ・シャワー付きの浴室
- ・暖炉付きの休憩室
- ・プール
- ・トイレ
- ・更衣室
- ・掃除用具入れ
- ・屋外へのアクセス

　屋外へのアクセスは特に重要であり、自然とのつながりを通じて外気浴による冷却体験を創出できます。フィンランドのような冷涼な気候では、屋根付きテラスを玄関の隣に設置することで、屋外の新鮮な空気を快適に楽しむことが可能です（参照：図38）。また、雨や雪の中での体験を楽しむこともできます。季節の変動が大きい場所では、更衣室の設置が推奨されます。夏季限定での利用であっても、衣類やタオルを乾燥させるための空間が必要です。

　他の設備に関しては目的や予算、利用可能な空間に合わせて設計し、それぞれの空間の役割を慎重に考慮することが重要です。もし空間を省略する場合は、その活動をどこで行うかを検討する必要があります。たとえば、サウナ小屋とは独立した浴室を本館に配置することも選択肢の一つです（参照：図41）。

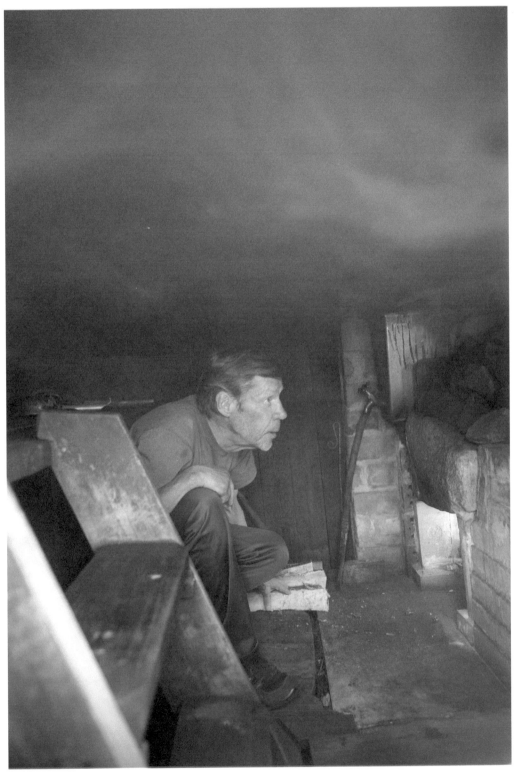

図42．スモークサウナの特徴的な匂いと見た目は温め方から由来しています。煙が一時的に充満し、サウナ室の表面に独特の風合いを与えます。写真提供：ハンヌ・パカリネン（フィンランドサウナ協会）

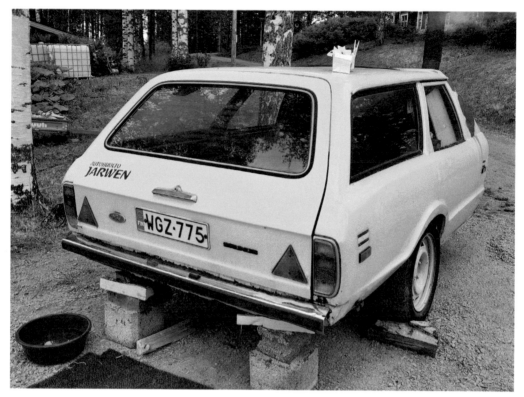

図43．1970年代製のフォードワゴンの一部を、サウナとして改造しています。

フィンランドサウナの種類

　フィンランドには、実に多種多様なサウナが存在します。テント、トレーラー、イグルー、ワイン樽、電話ボックス、海上コンテナ、観覧車、古い車、退役軍用車両、収穫機、潜水艦、氷を割る船、スキーリフトのゴンドラなど、驚くべき場所にサウナが設置されています。これらは一見ユニークに思えるかもしれませんが、真の多様性を備えたサウナとは言えません。サウナがリラクゼーションやウェルビーイングの手段として広く認識されている今、外観だけでなく内装を含めた体験全体に焦点を当てるべきだと考えます。

　フィンランドでは、薪サウナ（puusauna）と電気サウナ（sähkösauna）が主要なサウナの形態として認識されており、スモークサウナ（savusauna）は、19世紀におけるサウナの原型として知られています。多くのフィンランド人はスモークサウナを最も高く評価し、その次に薪サウナを好み、表面的な理由から電気サウナを低く評価しています。これらの好みは、オリジナリティと本物志向を反映しており、ゆっくりと時間をかけて体験を重視する価値観を表しています。一方で、電気サウナの利便性を優先し、手間がかかるスモークサウナを避ける人もいます。

　第3章では、薪と電気の加熱方式の違いについて詳しく説明します。しかし、サウナストーブは体験の一要素にすぎません。筆者は、サウナそのものを温めることについては、薪サウナと電気サウナの間に大きな差はないと考えています。スモークサウナは例外で、四つ葉のクローバーモデルを設計にすべて反映させる必要があります。スモークサウナのストーブ

は、一度だけ温められる蓄熱型のものであり、サウナの温度が最も高まるのは温め直後です。結果、サウナに入る前に高温状態となり、利用者にとって不都合な状況が生じる恐れがあります。

サウナの清掃と衛生環境

フィンランドでは何千年もの間、サウナはロウリュのためだけでなく、体を清潔に保つ唯一の手段として利用されてきました。現代の多くのサウナにはシャワー付きの浴室が備わっていますが、一部のサウナ小屋には洗い場がないこともあります。そのような環境では、洗い場に必要な設備、温水機能、洗浄用具、水タンクの収納などが必要となります。

サウナの周辺環境は常に清潔でなければなりません。清潔さを欠くと、リラクゼーションの場としての機能を果たせなくなります。清掃用のブラシやほうきなど、清掃用具の収納場所は慎重に計画しましょう。大きな収納スペースは必要ありませんが、適切な収納がなければ、必要なときに道具が見つからず、誤った場所に置かれる可能性があります。

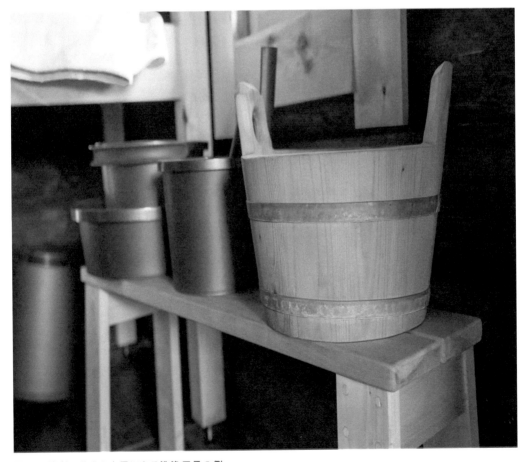

図44．筆者のサウナ小屋にある洗浄用具の例。

薪を扱う際には、常にごみが発生するため、清掃についても考慮しましょう。薪の収納場所は地域の法律や規則を遵守します。フィンランドには厳格な法律が存在し、薪を張り出し屋根の下に保管することがあります。一方、ノルウェーやドイツでは建物の外壁に沿って薪を積むことが一般的です。薪サウナを設置する際には、薪の保管とストーブのオペレーションを考慮した設計が必要です。乾燥した薪を少なくとも1日分、収納できるスペースを確保します。サウナストーブの近くに薪を置く場合は安全を考慮し、ストーブの前には最低でも0.5㎡のスペースを確保してください。

　目につきにくいのが、排水設備と衛生環境です。サウナでの入浴中には、汗をかくことや体を洗うことによって、目に見えない老廃物が大量に排出されます。サウナの利用頻度や利用者の数が多いほど、排出される老廃物の量も増加します。これらの老廃物は、ベンチや床を経由して最終的に排水口に集まります。薪の取り扱いと同様に、地元の法律と規則に従い、自然に還らないものを放出しないよう心がけましょう。水の使用量が多い場合、これらの廃棄物を適切に収集し、処理することが必要です。適切な排水環境を整えることで、サウナを清潔に保ち、汚水によるバクテリアの繁殖と悪臭の発生を防ぎます。

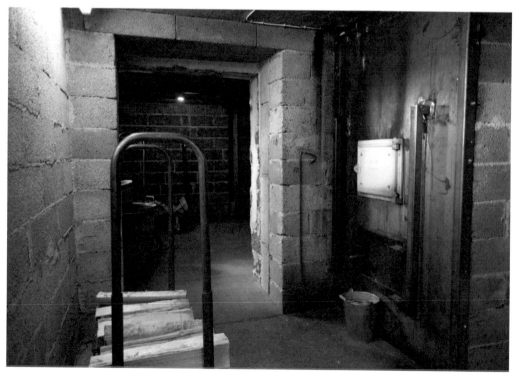

図45．フィンランドサウナ協会が運営するサウナ施設では、膨大な量の薪が地下室で保管されており、その薪を地下から供給して炉にくべる独自の仕組みが採用されています。

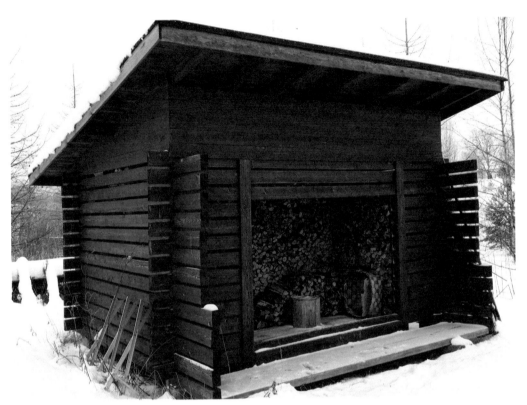

図46．フィンランドでは、他の建物から少し離れた場所に専用の小屋を設けて薪を保管し、雨風から薪を守るための屋根を設置することが推奨されています。

公衆サウナに求められる条件

　フィンランドにおける公衆サウナとプライベートサウナの最大の違いは、そのサイズにあります。プライベートサウナの収容能力は8名を超えることはめったにありませんが、ほとんどの公衆サウナは16名以上を収容できる広い空間が特徴です。

　サウナの基本設計は共通しているものの、公衆サウナにはサウナ以外の空間や設備が必要で、社会的交流も考慮しなければなりません。20世紀の公衆サウナには、複数のサウナ室、シャワー、トイレ、ラウンジ、ロッカー、受付などが備えられていました。これらは男女別に分けられ、それぞれほぼ同規模でしたが、女性用のスペースがわずかに小さい場合もありました。21世紀に入ると、公衆サウナには男女混浴のサウナやレストラン、バーが併設されるようになりました。

　公衆サウナは、プライベートサウナと同等の安全性を確保しなければなりません。フィンランドのサウナでは、男女別の空間と安全なロッカーを用いることで、この要件を満たしています。ロシアの公衆バーニャでは、貴重品をクロークに預ける習慣があり、改装されたバーニャにはモダンなロッカーが導入されています。セキュリティは、鍵そのものだけではなく、信頼に基づくものです。施設の運営者は、この信頼感をどのように醸成するかを考慮し、地域の習慣と期待を常に考慮することが大切です。

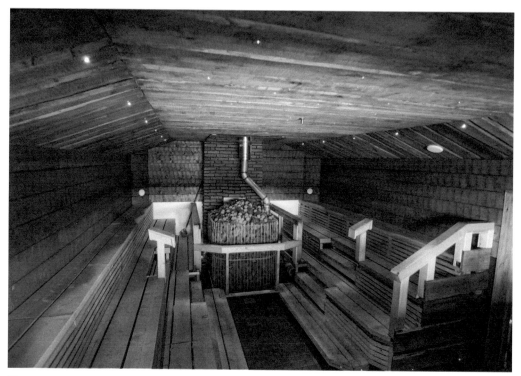

図47．フィンランドのコウボラにある「Tykkimäki Sauna」は、2018年にオープンしました。広々としたサウナ室は、50名以上を収容できます。

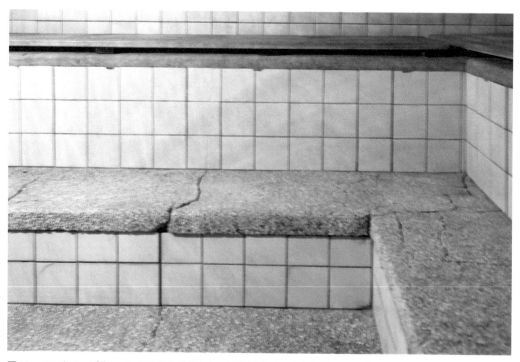

図48．コンクリート製のベンチは耐久性に優れ、長期間使用できますが、時間が経つにつれて経年劣化は避けられません。

サウナのライフサイクル

　サウナは適切な設計により、何世代にもわたって持続可能です。しかし、設計が不適切であれば、わずか数ヶ月で老朽化の兆候を示し、定期的なメンテナンスが必要になります。表3では、一般的なメンテナンス方法とその周期を示しています。ここでは、週に2回使用される家庭用サウナを想定していますが、より頻繁に使用する場合は、メンテナンスの頻度をさらに高めましょう。

メンテナンスに必要な作業	メンテナンスの頻度
入浴後の清掃と乾燥	毎回
本格的な清掃と保護処理	3ヶ月に1回
サウナストーブとサウナストーンの点検	1年に1回
壊れたサウナストーンの交換	2年に1回
サウナストーブの交換	10年に1回
壁面の交換、ベンチの交換または修理	10年〜20年に1回
蒸気バリアと断熱材の点検を含む全面改修	20年〜30年に1回

表3．週に2回使用される家庭用サウナの場合、メンテナンスに必要な作業とその頻度。

Read More

Printed Books and Scientific Publications
Nordskog, 2010
Tommila, 1994
Rakennustieto, 2017
Liikkanen, 2019
Sauna from Finland, 2021

Internet Sources:
https://saunafromfinland.com/core-values-of-the-authentic-finnish-sauna-
　　　experience/ The values of the Finnish sauna from Sauna from Finland
https://lytefire.com/en Solar powered heaters

3.
サウナの熱

　サウナの熱を直接目で見ることはできませんが、頭から足先まで、全身で熱を感じることができるでしょう。その熱源となるサウナストーブやサウナストーンは、フィンランドサウナの魅力を形成する上で欠かせない存在です。

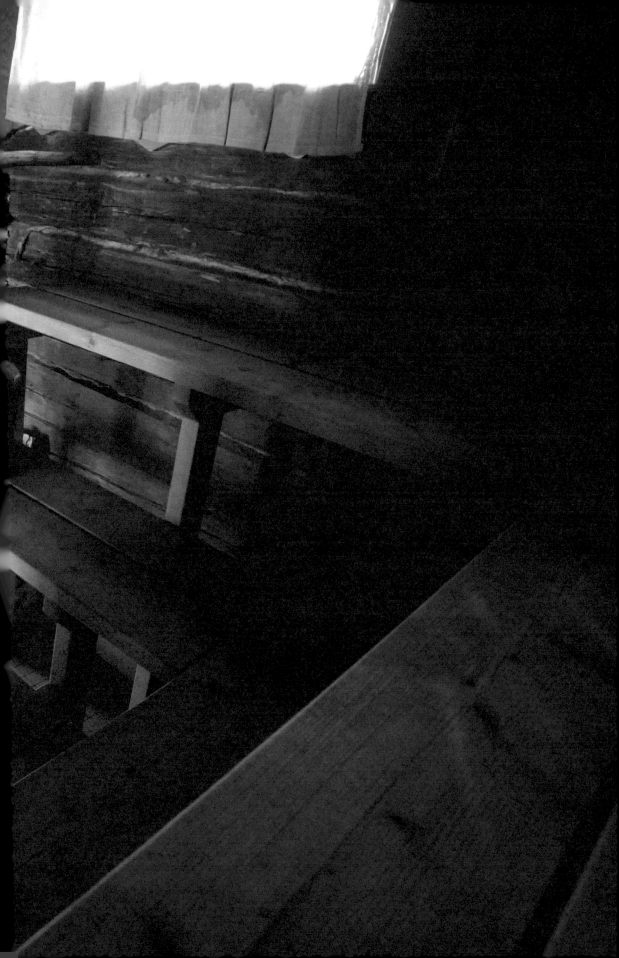

炎が発見されて以来、熱は生きるためには不可欠であると考えられています。サウナにおいても、私たちは熱の温もりを求め、その恩恵を受けています。人間が熱を感じるメカニズムには、皮膚の温度変化や深部体温の変動などが関係しています。これらの変化により、人間の体は極端な状況から逃れるための警告を感知でき、たとえば、上半身、頭、手、足などは温かさや冷たさに敏感です。

　人間は恒温動物であり、環境の変化に応じて体温を調節する能力があります。過剰な熱を避けるため、私たちは直射日光を避ける、保護服を着る、エアコンを利用する、冷水に浸かるなどの方法を採用してきました。また、発汗は体温を調節する上で重要な機能を果たし、汗腺からの水分の蒸発によって体から熱が奪われることで体温が下がります。この過程では、汗に含まれるミネラルや老廃物なども体外へ排出されます。

　サウナの設計において、熱のメカニズムを理解することは大切です。サウナで利用者が感じる熱は、4種類の熱によって主に構成されています。

- 輻射熱
- 伝導熱
- 対流熱
- 凝縮熱

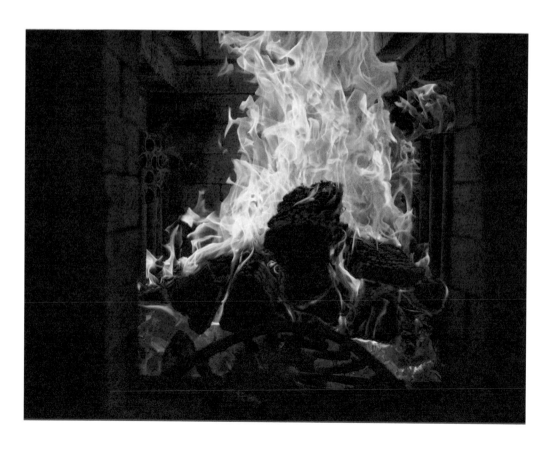

輻射熱は、サウナにおいて最も一般的な熱の形態です。サウナが高温に達すると、室内のすべての物体が温められ、その結果として輻射熱が発生します。この現象は、赤外線サウナにおける遠赤外線の作用と似ており、物体間で直接の接触がなくても熱を伝達することができます。熱の強度は温度によって非線形に変化します。そのため、ストーブからの過剰な熱や、温度の不均一な分布による温度差は、サウナを利用する人たちにも容易に感じ取られます。人間の皮膚は輻射熱を非常に効率よく吸収するため、サウナでは裸で過ごし、体全体を均等に温めることが重要です。

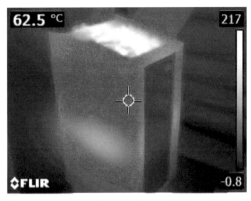

図49.サウナストーブからの強い放射熱は、赤外線写真によって可視化されます。

伝導熱は、異なる物体の直接接触により熱が伝わる形態です。サウナでは、過熱したベンチから利用者を保護するため、マットでベンチを覆い、高温による伝導熱の影響を軽減します。また、床の蓄熱から足を守るためにサンダルの使用も一般的です。対流熱は、サウナの温かさを感じる上で輻射熱に匹敵する重要な熱形態で、主に空気の温度と流れに依存します。サウナの温かい空気は、肌を温めるだけでなく、呼吸を通じて肺に温かさを伝えます。例えばサウナで隣の人に息を吹きかけると、激しい熱を感じます。これは、熱い空気が肺を直接

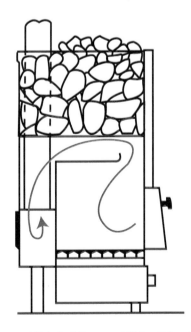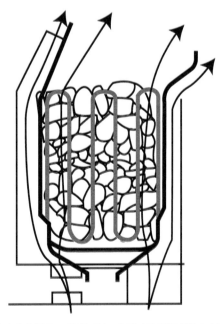

図50. 連続加熱式薪ストーブ（左）と電気ストーブ（右）が動作する仕組み。後者では、上昇する空気がサウナストーンとヒートエレメントを通過する際に熱を伝達する仕組みです。

満たしているからではなく、空気の流れが肌の冷たい境界層を除去し、熱い空気が肌と直接相互作用するためです。

　凝縮熱は、ロウリュのメカニズムを理解する上で不可欠なものです。これは、気体が液体に変わる際に、蒸発時に吸収された熱エネルギーが放出される現象であり、物理学の基本原理を体現しています。サウナにおいて、ロウリュにより湿った空気が人の肌に接触する際、その肌の温度が空気の露点温度以下である場合、凝縮が生じます。露点温度とは、空気がその温度で保持可能な水蒸気の最大量を指し、この温度を超えた場合、水蒸気が液体の水分に戻る現象が起こります。たとえば、暑い日に冷蔵庫から取り出した冷たい飲み物の缶の表面に水滴が現れる現象は、これに似ています。また、凝縮によって生じる熱は、使用される水の量に依存します。

　サウナストーブの設計は、熱のメカニズムと密接に関連しています。輻射熱はストーブから自然に放出されますが、過度な輻射熱から利用者を保護することも設計時に考慮しなければなりません。対流熱により、ストーブの構造とサウナストーンを通過する空気の流れによってサウナが温められ、熱が循環します。電気ストーブの場合、この対流が妨げられると過熱のリスクが生じる恐れがあります。凝縮熱を発生させるためには、サウナストーンが蓄えた熱容量が活用されます。

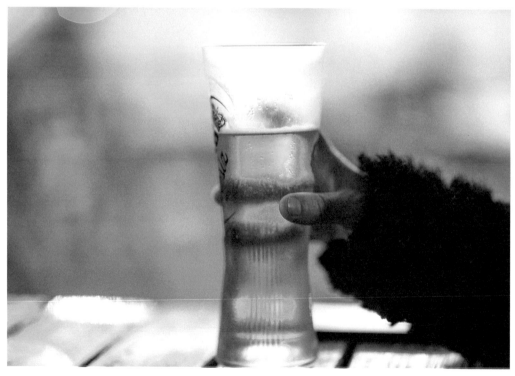

図51．冷たい物体を温かい環境に持ち込むと、表面に水滴が結露する現象がよく観察されます。写真提供：エンジン・アキュルト（https://unsplash.com/）

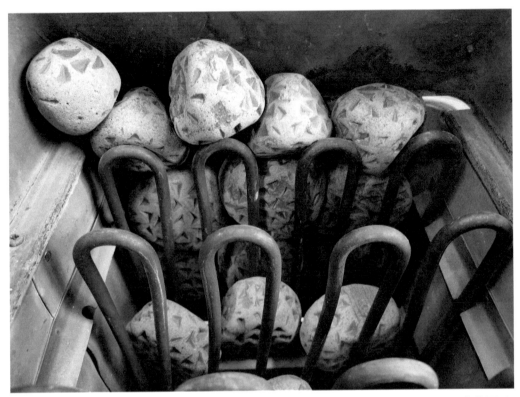

図52．まだ機能している古い電気ストーブの構造。ストーブ内で対流を促すために十分なスペース、複数層にわたり配置されたセラミックストーン、上向きのヒートエレメントが確認できます。

サウナの適切な温度範囲

　第1章で、国際サウナ協会（ISA）が定める75℃〜105℃の標準温度範囲について取り上げました。この温度は、最上段のベンチから1mの高さで測定されるものです。しかし、筆者はこの基準に異議を唱えています。その理由は、55℃の低温を好む人もいれば、120℃の高温を好む人もいるためです。これらの温度範囲を一つのサウナで提供するのは難しいでしょう。

　低温の場合、サウナは均等に温められる必要があります。そうでなければ、快適性だけでなく衛生面にも影響が出るでしょう。また、サウナストーンから発する蒸気量が十分であり、一時的な露点温度が37℃以上に上がることが重要です。高温の場合は、別の課題が存在します。100℃以上の温度は極端に感じられるかもしれませんが、伝統的なスモークサウナではこの温度が一時的に計測されることは珍しくありません。しかし、高温環境は低湿度と良質な空気があってこそ成り立ちます。110℃以上の高温を望む場合、サウナで火災が発生しないように常時監視し、適切な消防安全対策を施す必要があります。木材は表面が炭化する前にガスを放出し始め、表面温度が150℃を超えた場合は常にガスが発生し、250℃を超えると発火のリスクが高まります。このように、サウナを過熱して木材が発火する事態は避けなければなりません。

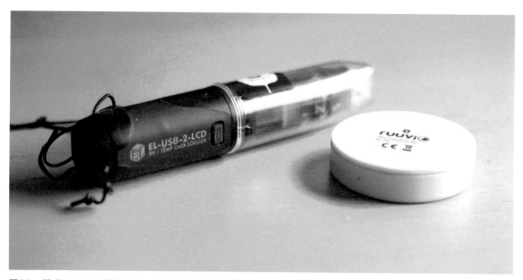

図53．筆者のサウナ研究では、内蔵データロガーや外部データ記録アプリケーションを備えたデジタル温度計を使用しています。伝統的な温度計もかなりの精度を誇りますが、データ取得後の解析や共有の利便性を考慮し、これらの先進的なデバイスを活用しています。左にはLascar Electronics製のデータロガーが、右にはRuuviによって改良されたBluetoothセンサーがあります。

　サウナの温度がどの指標を指すのかについて深く議論されることは多くありません。電気ストーブが普及する前のフィンランドのサウナでは、温度が一定であることが珍しく、現代の薪サウナでも、一般的には約20℃の温度変動がみられます。たとえ完璧な温度計を使用しても、他の要素の影響を受けるため、温度を正確に測定するには表面の放射温度、周囲の空気温度、湿度、空気の流れといった複数の指標を考慮する必要があります。筆者は、これらの指標を組み合わせることで、主観的かつ条件に応じた測定が可能になると考えています。

　しかし、最も重要なのはサウナ室全体が均等に温められることです。第2章では、サウナの空気や内装が温度範囲にどのように影響するかについて述べましたが（四つ葉のクローバーについて思いだしてください）、現代のサウナストーブが果たす役割は限定的です。サウナに自然換気が導入されている場合、ストーブの上側のみが均等に温められる傾向にあるため、ストーブの配置と高さが重要となります。さらに、サウナを長時間温めると温度は均一になるため、毎日10時間〜12時間温められる公衆サウナと家庭用サウナでは、明確な差がみられます。また、湿度という指標も均一性に影響します。露点温度を超えて発汗が止まる場合であっても、湿度が高いと、サウナがより熱く感じられることがあります。こちらは第4章の相対湿度に関する項目で詳しく解説します。

　最後に、サウナストーンが十分に熱を蓄えている場合、サウナを40℃以上に予め設定する必要はありません。ドアや窓を開けた状態でサウナを温め、温め終えた頃にこれらを閉める実験を試してみてください。サウナに入ると、ストーブの放射熱とロウリュがサウナを迅速に温める効果を感じられます。また、ストーブを防火毛布で一時的に覆う体験も試してみましょう。

サウナストーブとストーンの関係

　サウナストーブとサウナストーンが一体化し、熱源として機能することはフィンランドでは広く知られています。通常、「ヒーター」と呼ばれることが多いですが、本書では日本でより親しみやすい「ストーブ」に統一しています。ストーブは直接的には熱放射の源となり、間接的には空気を温めて対流熱を生み出し、ストーンはヒートエレメントによって温められます。さらに、フィンランド人は長年の経験を通じて、ストーブから排出されるエネルギー量を正しく把握しています。

　サウナストーブを車のエンジンにたとえると、車の動力源となるエンジンは、車の種類に応じて選ばれるものです。街中を走る小型車にV8エンジンは必要ありませんが、トラックにはV10エンジンが必要です。また、エンジンにエンジンオイルが不可欠であるように、サウナストーブにはストーンが欠かせません。これらは定期的な補充とメンテナンスが求められます。

　サウナストーブはサウナのサイズに基づき、1m³（立方メートル）あたり1kW（キロワット）の熱出力が必要です。この基準は木製パネルを使用する家庭用サウナに適用されます。電気ストーブは電気を熱に変換する効率が高いため、計算上100％の効率が前提とされ、メーカーはこれらの基準に基づき、ストーブに適合する容積範囲を示すことが求められます（参照：ページ113 - 表7）。

　サウナにセラミックタイル、コンクリート、ガラスなどの冷たい素材が使用されている場合、必要な電力は1m³ごとに1kW増加することになります。また、レンガ製の煙突のように、後から熱エネルギーを放出する素材も存在し、暖房システムがない建物のサウナでは、熱エネルギーが追加で50％必要になることがあります。こういった要素は、サウナの総エネルギー消費に影響を及ぼします。

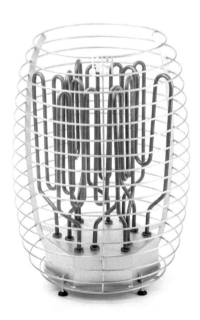

図54. メッシュ型の電気ストーブは、ヒートエレメントやストーンを収容するのに適したケースと電気配線、といったシンプルな構成要素で成り立っています。制御機器とセンサーは、通常、ストーブの外側に配置されています。写真提供：Huum

サウナを温めることを、特定の高度を目指す坂道の運転にたとえましょう。ここでの高度は、サウナの理想的な温度を意味します。車のパワーが不足している場合、坂道を登るのに時間がかかり、エンジンが過熱する恐れがあります。サウナで温度の上昇が遅くとも、ストーンが十分に温まるための準備時間が必要です。ストーブの熱出力量は、サウナの要件に合わせて適切に調整する必要があり、過小評価も過大評価も避けなければなりません。ストーブの出力が高すぎる場合、サウナは素早く理想の温度に到達するものの、ストーンが適切に

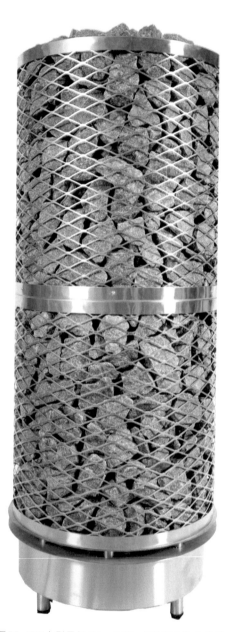

温まらず、アイドリング状態に陥ります。一方、ストーブの出力が低すぎると、目標温度への到達が困難になります。ストーンの温度は、連続加熱式ストーブでは150〜350℃、薪ストーブでは600℃が理想とされます。この温度範囲を下回ると、蒸気の発生が遅くなり、その流れも緩やかになります。

サウナを温めるのには多くのエネルギーが必要です。フィンランドの家庭において、電力消費が最も大きい機器の一つはサウナストーブであり、サウナの光熱費には全体の5%以上が割り当てられています。また、使用される薪の約20%がサウナを温めるためにの温めで消費されていると推定されています。フィンランドの多くの家庭では、230V（ボルト）の電圧環境が整備されており、3本の16A（アンペア）ヒューズを備えている場合、合計48Aの電流を利用できます。8〜10m³のサウナの場合は、最大9kWのストーブを設置することが望ましいです。一方、115Vの電圧が主流の国では、9kWのストーブを使用する際には、最大80Aの電流で運用する範囲を考慮しなければなりません。16kWのサウナストーブを選択する場合、合計140Aの電流が必要となりますが、この規模は家庭用というよりは、中規模以上のサウナ向けです。電気ストーブの設置に際しては、適切な環境の確認が重要です。

図55.この大型電気ストーブは、20kWの出力性能を有しています。写真提供：IKI

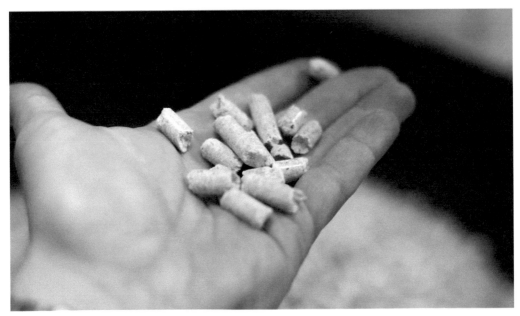

図56. ヘルシンキにある「Uusi Sauna」の二つのサウナを温める際に使われる、フィンランド製の木質ペレット。

サウナストーブの熱源

　サウナストーブは電気や薪などのさまざまな燃料を利用して動作します。フィンランドでは電気や薪が主流で、他には天然ガス、バイオガス、木質ペレット、油などを使用します。薪と電気を組み合わせたハイブリッドストーブも存在しますが、サウナ室内に電気ストーブと薪ストーブを別々に設置する方が利便性が高いため、2021年時点で市販されているハイブリッドストーブは1種類のみです。木質ペレットは燃焼効率が高く、排出量が少ないため魅力的ですが、大型サウナでの使用に留まり、まだマイナーな選択肢とされています。ガスストーブは中央ヨーロッパで広く利用されているものの、ノルウェーのように暖房用のガスや油の使用を禁止している国もあります。これは、再生可能エネルギーへのシフトを示す世界的な傾向の一環であり、将来的にはストーブの選択にも影響を及ぼす可能性があります。

　サウナストーブの熱出力量だけでなく、サウナストーンの量も重要です。ストーンの量と蓄熱容量が多ければ多いほど、入浴中にストーブが必要とするエネルギーは少なくて済みます。

　サウナストーブの初期型は、ストーンにエネルギーを事前に蓄えておき、入浴中にそのエネルギーを放出するという仕組みでした。このメカニズムは、プルバックモーターを備えたおもちゃの車や現代の電気自動車に似ています。熱蓄積型のストーブは完全電気自動車に類似しており、一方で連続加熱式のストーブは燃焼エンジン車に相当します。ハイブリッドカーの場合、スムーズなスタートに必要なエネルギーを提供する一方で、長距離走行用のエネルギーは蓄えません。スモークサウナのストーブは、蓄熱の原理に基づいて設計されています。最初期のストーブは、小さなストーンの積み重ねで構成され、その下には火を燃やすための空間が設けられていました。炎や排気ガスによってストーンは直接温められ、徐々に高

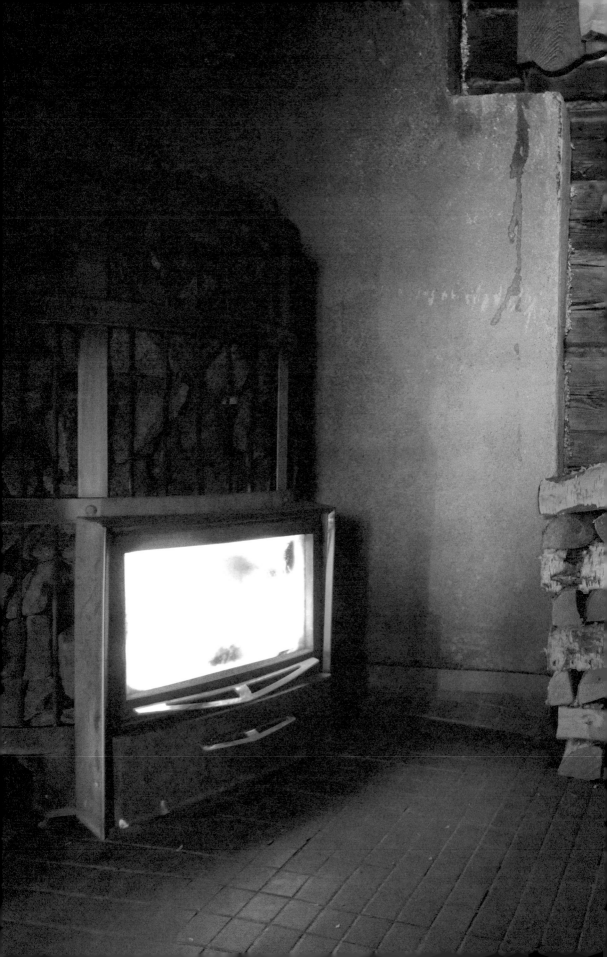

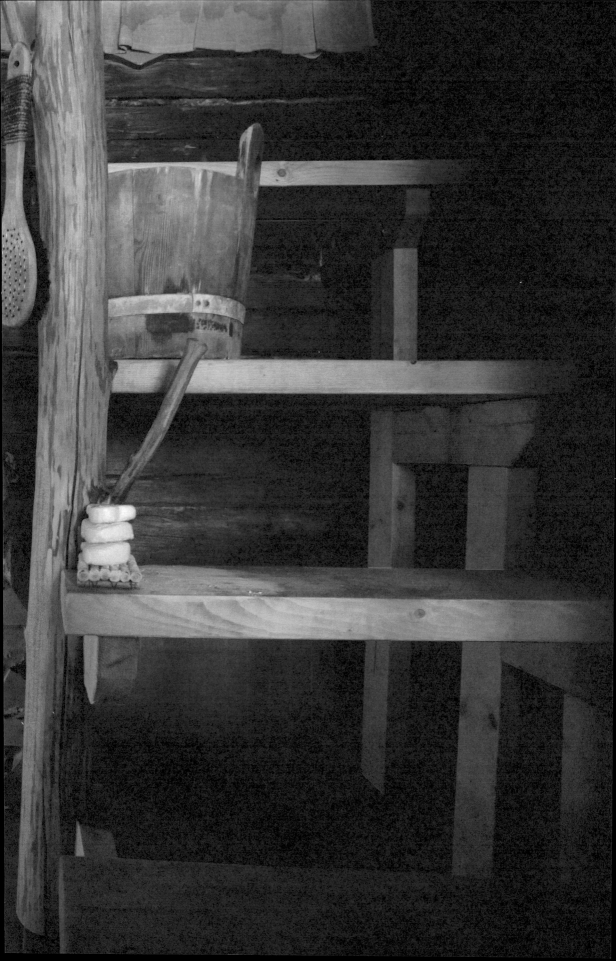

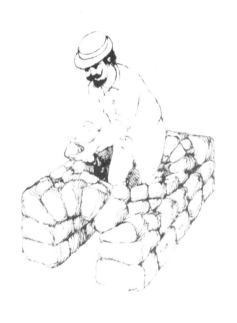

温になり、赤く発光すると500℃以上の最高温度に達し、煤や不純物が完全に燃焼した状態を表します。スモークサウナには煙突がないため、煙はゆっくりと天井に向かって上昇し、建物の片側にある小さな通気口から外に排出されます。新しい薪が追加されるたびに、火が激しく燃え上がり、煙がサウナ室を循環します。これにより、いわゆる「煙天井」の現象が発生し、煙は特定の高さで横に広がるようになります。煙の下では空気が比較的清潔で、安全に呼吸できますが、上方は煤で覆われています。しかしながら、現代のスモークサウナにおいては、小さすぎる通気口は設計上のミスとみなされ、内部の過熱や煤の蓄積は火災リスクを高める原因とされています。サウナストーブのストーンが赤く輝き始めると、サウナ番が適切な温度を確認し、最終準備を行います。この準備には、サウナが均一に温められているかを静かに見守る時間が含まれます。

図57. リスト・ヴォッレ・アピアラによるイラストでは、古代のスモークサウナのストーブが石からどのように構築されたかが描かれています。

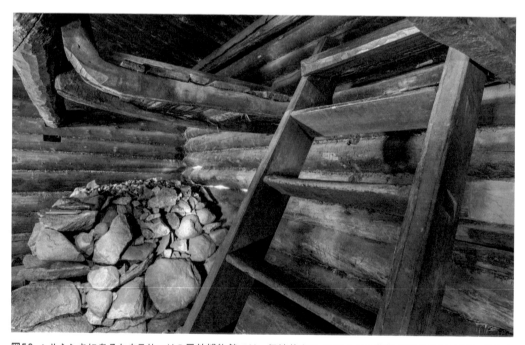

図58. ヘルシンキにあるセウラサーリの屋外博物館では、伝統的なフィンランドの農家が展示されており、その中には18世紀後半のサウナも含まれています。その内装は、大部分が原型を保った状態で残されているか、あるいは忠実に復元されています。

その後、サウナのドアや窓を開け、ストーブに水をかけて、燃焼後に残る残留物や一酸化炭素をサウナ室外に排出します。これらの準備を通じて、数時間快適に入浴できる環境が整います。現代では、煙突付きや蓄熱型のストーブを使用することで、さらに長時間の入浴が可能になりました。

サウナストーブの特徴

初期型ストーブが登場してから、多くの革新がありました。中世後期、ストーンを積み重ねた初期型ストーブは、レンガや石造りのストーブに置き換えられたとされています。次の変化は、18世紀に煙突付きのストーブが普及し、煙突を通じた煙の排出により火災のリスクが減少しました。20世紀初頭には、簡易的な煙突が接続できる金属製のドラムストーブが開発され、人気を博しました。1950年代以降は、特に「Aitokiuas」というブランドが古くから知られており、そのデザインはほぼ変わらずに製造され続けていますが、多くのフィンランド人には知られていません。より親しまれているのは第2世代の連続加熱式薪ストーブで、1950年代に登場して以来、薪サウナの象徴的なモデルとなりました。

現代のフィンランドには、多種多様なストーブが市場に存在しているにもかかわらず、その製造業者の数は過去50年間で減少しています。さらに、フィンランド人が享受するような豊富なラインナップから選ぶ機会は世界中で少なく、特定のストーブを入手することは困難な場合があります。

サウナストーブの特徴と性能は、サウナ体験を大きく左右する重要な要素です。また、機能面においても、各ストーブには異なる特徴があります。

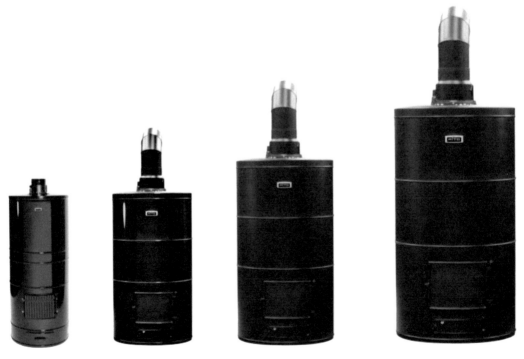

図59.「Aitokiuas」の製品ラインナップには、直径サイズが最小47cmから最大110cmまでのものがあります。

サウナストーブは、その機能面での異なる特徴と性能がサウナ体験に大きな影響を与えます。

- ストーブの外観
- ストーブの高さ
- ストーブの利便性
- ストーンの容量
- 熱の出力量

以下の要素はサウナ体験に直結しない場合もありますが、ストーブ選びには欠かせません。

- 給湯機などのオプション備品
- 安全に必要な離隔距離
- 共用スペースでの利便性
- ストーブの燃焼効率と排出物（薪ストーブのみ適用）
- 煙突のサイズと接続方向（薪ストーブのみ適用）

フィンランドには多数のストーブブランドや製品が存在しますが、すべてを網羅することは困難です。そのため、ここでは現在フィンランド人によく使用されている主要なストーブの例と、著名なブランドの代表的なモデルを紹介します（参照：P103）。これらのストーブは幅広いカテゴリーに分類され、それぞれ特有の特徴を持っています。各ストーブは熱源に基づいて分類され、熱源と加熱機能の組み合わせにより多彩な種類が存在します。さらに、異なる熱源を利用したハイブリッドストーブも含まれます（参照：表4）。

熱源／ 加熱方式	薪	電気	ガス	ハイブリッド
単一燃焼式／ 蓄熱式	選択肢が少なく、温めるのに手間がかかるが、入浴には便利です	該当なし	ガス利用が可能な場合、大型サウナに向いており、高価であるものの、清潔かつシンプルな使い勝手が特徴です	該当なし
連続燃焼式	選択肢が豊富で、快適に入浴でき、人気があります	手頃な価格で、使い勝手がよく、とても人気があります		高価であるものの、柔軟性があります
ハイブリッド式	該当なし	選択肢が限られており、高価で、入浴前に多少の温めが必要です	該当なし	スモークと電気のハイブリッド

表4. 熱源と加熱方式による分類：サウナストーブの種類と特徴。

サウナストーブの種類

電気ストーブ
- 基本型
- ピラー型
- メッシュ型
- フラット型
- デザイン型
- 蓄熱型

薪ストーブ
- 基本型
- メッシュ型
- 単一燃焼型
- スモーク型

電気ストーブでは、サウナストーンを温めるために大きなヒートエレメントが使用されていますが、ストーブの外観からはその存在を常に確認できるわけではありません。

電気ストーブ - 基本型

基本型の電気ストーブは、多くのメーカーによって製造されています。1950年代から利用されており、屋内サウナで特に人気があります。ストーブは壁に固定され、離隔距離を短く保つコンパクトな設計です。ストーブの上側が開放的な設計になっており、必要最小限のストーンを設置します。価格帯は200ユーロ〜500ユーロで、手頃な部類に入ります。

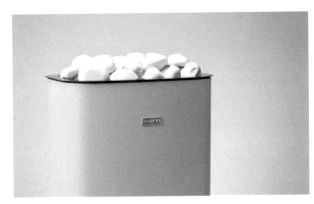

図60. 一般的な電気ストーブは、サイズが控えめで壁に備え付けられることが多く、その外観は北欧でよく見られる郵便箱を連想させます。写真提供：Narvi

電気ストーブ-ピラー型

ピラー型ストーブは、21世紀初頭に登場しました。ストーブは床に設置され、離隔距離が最小限に抑えられているため、ベンチとの統合も可能です。基本型と同様に、ストーブの上側が開いており、より多くのストーンを設置できます。高く細い外観は特徴的ですが、その高さが時に不便をもたらすことがあります。価格帯は600ユーロ〜 2,000ユーロで、比較的高価な部類に入ります。

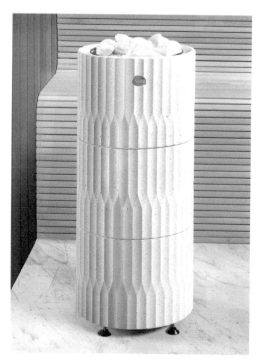

図61. ピラー型ストーブは、背が高いデザインとエレガントな外観が特徴です。Tulikiviは比較的新しく、革新的なブランドであり、成形された岩を用いて目を引く外観になっています。写真提供: Tulikivi

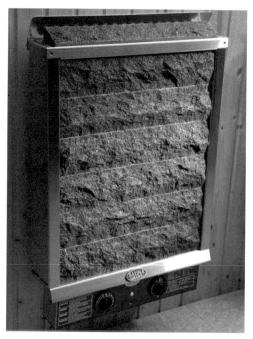

図63. フラット型ストーブは珍しい外観をしており、床面積を最小限に抑えるため、壁に取り付けられています。写真提供: Sauna Granit

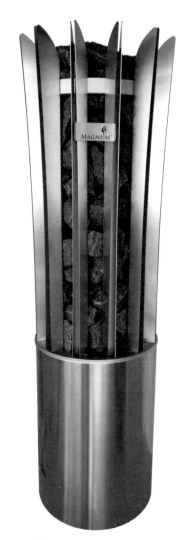

図62. メッシュ型ストーブはピラー型に似ていますが、より開放的な構造のため、視覚的には異なる印象を与えます。写真提供: Magnum（Tähtisaunat）

電気ストーブ - メッシュ型

　メッシュ型ストーブは、上側だけでなく側面も開放的な設計になっているため、大量のストーンを設置でき、多くの熱を放出することが可能です。ストーブは低い部分からも熱を発するため、天井が低い部屋にも適しています。ただし熱の範囲は限られています。価格帯は200ユーロ〜1,000ユーロとなっています。

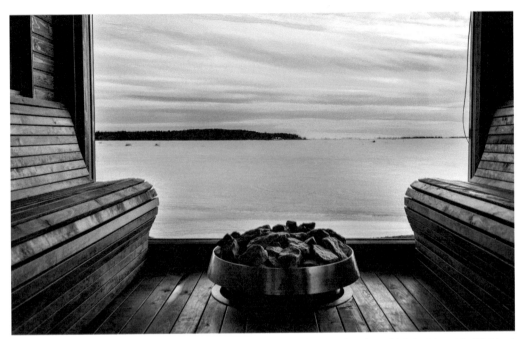

図64.デザイン型ストーブは、非常に目を引くものか、ほとんど目立たないものかのどちらかです。この IKI Float ストーブは、フィンランドのデザイナー、エーロ・アールニオによってデザインされました。写真提供：IKI

電気ストーブ - デザイン型

　デザイン型ストーブは、その名の通り特別な外観が特徴で、有名なインダストリアルデザイナーとの共同開発による限定品が多くみられます。このストーブは、他のストーブと比べて高価な部類に入りますが、その値段はさまざまです。

電気ストーブ - 蓄熱型

　蓄熱型ストーブは、60年以上前から存在し、使用していない時でも熱を内部に保持する特徴を持っています。ストーブの上側にはカバーがあり、このカバーを開けた後にのみフルパワーで動作し、未使用時は約100W（ワット）の電力を消費してストーンを常に保温します。価格帯は家庭用サウナ向けで、1,000ユーロ〜2,500ユーロです。

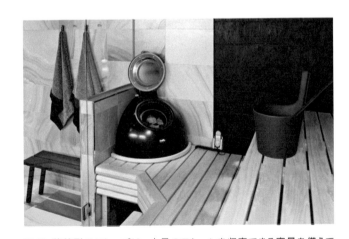

図65.蓄熱型のストーブは、大量のストーンを収容できる容量を備えており、蓋を閉じることでストーンが見えなくなる設計になっています。TyloHelo の Saunatonttu は、ベンチの中に収納される特徴的な製品です。写真提供：TyloHelo

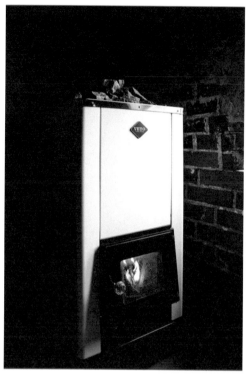

図66.Vetoの薪ストーブは1950年代から存在しており、外観はライトシェードなどの細部にわたり、適切に近代化されています。写真提供：VETO

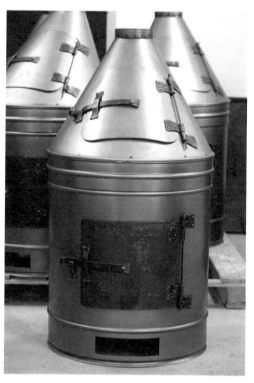

図68.ドラムストーブは21世紀に入ってもなお存在し、現代のモデルは鍛冶屋であるミカ・ハッキネンによって製作されました。

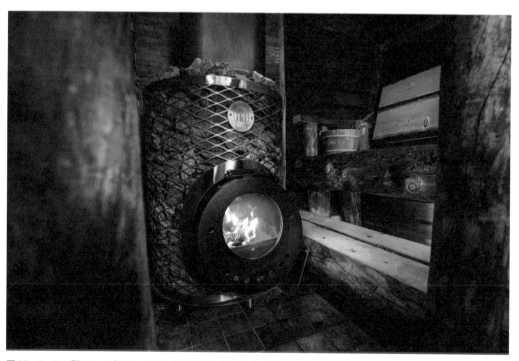

図67.メッシュ型ストーブをフィンランドで最初に製作した会社はIKIで、その後すぐに国内及び近隣国のほとんどのメーカーに広がりました。IKI Originalは、低い位置に設置される製品です。写真提供：IKI

薪ストーブ - 基本型

　基本型の薪ストーブは、1950年代のデザインを受け継いでおり、多くのメーカーが当時のスタイルを保ちながら現在も製造しています。ストーブは床に設置され、その高さと離隔距離は適度に保たれています。現代の薪ストーブは、火室にガラス窓を取り入れることで、外観の多様性に富んでいます。ストーンの収容量は限定的で、出力範囲は6kW〜50kW、価格は250ユーロから展開されています。

薪ストーブ - メッシュ型

　メッシュ型の薪ストーブは、過去30年間にわたりフィンランドで人気を博してきました。メッシュによる開放的な構造は、サウナの熱効率を向上させます。このストーブは大量のストーンを設置でき、温まるまでに時間はかかりますが、入浴中は持続的に熱を放出し続けます。出力範囲は10kW〜24kW、価格帯は300ユーロ〜2,000ユーロです。

薪ストーブ - 単一燃焼型

　単一燃焼型の薪ストーブは、かつては薪ストーブの原型でしたが、現在では一部の需要に限られています。特定のブランドに絞られ、選択肢としてはマイナーなものとなっています。導入する際には、サウナの大きさに合わせた適切なストーンの設置と熱の設計が求められます。10m³〜90m³のサウナに適しており、価格帯は1,600ユーロ〜9,000ユーロです。

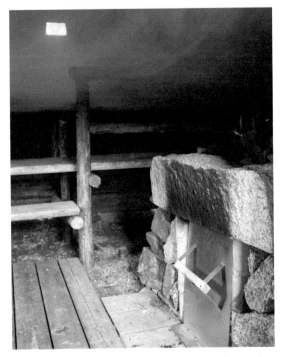

薪ストーブ - スモーク型

　スモーク型の薪ストーブは、主にレンガ職人によるカスタムメイドで製作されますが、一部のメーカーでは商業用の製品も生産しています。この種のストーブを導入する際には、サウナのサイズに合わせた慎重な検討が必要であり、設計と建築条件に応じてコストは変わりますが、価格が数千ユーロにのぼることも珍しくありません。

図69.スモーク型のストーブは、一般的にレンガとモルタルで構成され、その外観は例外なく独創的です。写真は、フィンランド・ヤムサのスモークサウナ村にあるストーブの一例です。

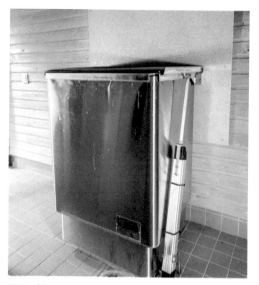

その他のストーブ

　他にも、特別な需要に応えるユニークなストーブが存在します。これらはフィンランド市場でも珍しく、高出力で特別な機能を備え、プロフェッショナル向けに設計されています。「SaunaSampo」というブランドは、いわゆるストーブのメルセデス・ベンツとも評される蓄熱型の電気ストーブを提供しています。このストーブは、強制対流を促進する内蔵ファンを持ち、ストーンを覆うカバーを開けることで、サウナを素早くかつ効率的に温めることが可能です。木質ペレットを使用する薪ストーブは、将来的に高い注目を集める可能性があります。このストーブはスモークサウナの熱源としても機能する一方で、清潔な煙が特徴であり、伝統的なスモークサウナのストーブとは異なります。

図70.「SaunaSampo」はフィンランドで最も洗練された、かつ高価な電気ストーブです。このストーブは、電動モーターで駆動する蓋と内蔵ファンを備えており、底部には数多くのストーンを設置することができます。

サウナストーブの選択

　フィンランド人であっても、サウナストーブを選ぶことは容易ではありません。フィンランドのサウナストーブ市場は、20以上のブランドと数百の製品ラインナップで構成されており、加えてバルト三国やドイツ製のストーブもフィンランドで流通しているため、消費者には幅広い選択肢が提供されています。ロシアでは薪ストーブの製造に長い伝統がありますが、EUにおける排出量、効率、安全性に関する厳しい規制により、これらの製品の流通は制限されています。

　世界のサウナストーブ市場においては、TOP4のブランドが市場全体の約4分の1のシェアを占め、残りの大部分は小規模なブランドが占めています。

世界TOP4のブランド
- Harvia（フィンランド）
- TyloHelo（スウェーデン）
- Termofor（ロシア）
- EOS（ドイツ）※2020年3月、EOSはHarviaグループに参入

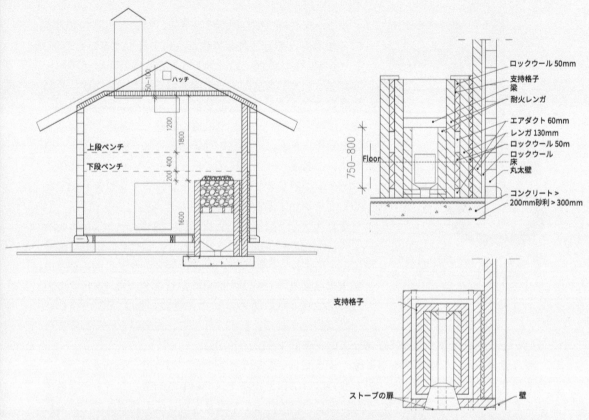

図71. ユハ・テルッキネンによるストーブは、煙の排出を最小限に抑え、熱効率を最適化できるよう設計されており、現代フィンランドにおけるスモークサウナストーブの素晴らしい例です。

スモークサウナのストーブ

　スモークサウナのストーブは、個別デザインの製品としてハンドメイドで製作され、独自のカテゴリーに属しています。最大の特徴は、煙突がなく、火室からストーンを通じて、サウナ室内に煙が自然に流れ込む点です。火室は最大90cmの高さを持ち、二次燃焼と三次燃焼用の空気ダクトが装備されており、これにより清潔かつ効率的な燃焼が促進されます。長い歴史を経て進化してきたそのデザインは、現代では暖炉に似た形が好まれる傾向にあります。

　ストーブの内部は、耐火レンガで作られた炉心と、それを取り囲む二重壁構造の外壁から成り立っています。炉心は高温に耐え、熱を蓄えて膨張します。外壁は通常レンガで作られますが、歴史的なデザインに基づいた天然石が使用されることもあります。現代では、ストーブの上側にストーンを覆う蓋が設けられています。この蓋は、温めの最終段階でわずかに開けることで、内部温度を一時的に上昇させ、ストーブの燃焼を助けます。使用後は蓋を閉じる必要がありますが、一度の温めで24時間以上の保温が可能です。

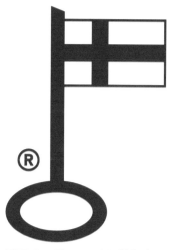

図72.Key Flagマークは製品がフィンランド製であることを保証するものです。

　サウナストーブ選びのポイントは、完璧な製品を求めるのではなく、自分が満足できる製品を見つけることです。フィンランドの家庭では、ストーブの交換目安は10年から20年とされていますが、その寿命は使用方法、頻度、製品の品質によって大きく異なります。質の高い製品は適切に使えば数十年持つ一方、低品質な製品では数年で故障することもあります。耐久性の目安としては、Key Flagマークが付いた製品が一般的に高品質とされていますが、具体的なデータはありません。このマークはフィンランド製であることを保証するものです。

　電気ストーブの場合、品質の差は主にヒートエレメントと電子機器の耐久性に関連しており、これらの部品は必要に応じて交換が可能です。一方、薪ストーブの耐久性には、金属の品質と職人技が大きく影響します。薪ストーブの製品間には性能差があり、その性能の一部はCEマークによって文書化されています。同様に、電気ストーブの中にも安定した性能を発揮する製品があります（参照：P101 - 図81）。

　サウナストーブを選択する際には、ブランドや製品ラインナップの特徴と価格のバランスを考慮する必要がありますが、最も重要なのは自分のニーズに合致した適切なストーブを選ぶことです。ストーブの費用は高額に感じられるかもしれませんが、この費用がサウナ建築の総予算の20%を超えることは稀で、通常はそれ以下に抑えられることが一般的です。

サウナストーブを選ぶ基準

　あなたのサウナに適したストーブを見つけるために、以下の事項を確認してみましょう。

1. ストーブの設置に求められる熱出力量
2. 利用可能な燃料の種類とその優先順位
3. 薪の管理に必要な人的リソースの有無
4. サウナを温める頻度と一回の入浴時間
5. ストーブの高さと天井の理想的な距離
6. ストーブを設置するスペースの大きさ
7. ストーンを十分に設置できる収容能力

　まずは熱出力量の検討から始めましょう。小〜中型（9m³〜16m³）のサウナには多くの選択肢があり、大型のサウナには、薪ストーブの導入がフィンランドでは好まれ、海外では複数の電気ストーブや特殊なヒューズ装置が設置されていることがあります。

　燃料の選択には注意が必要です。薪を使う場合は十分な量を確保できるか確認しましょう。地域によっては薪ストーブへの規制があり、たとえば、ポーランドのクラクフでは2019年から家庭での薪使用が禁止されています。薪の代わりとして期待される木質ペレットは、再生

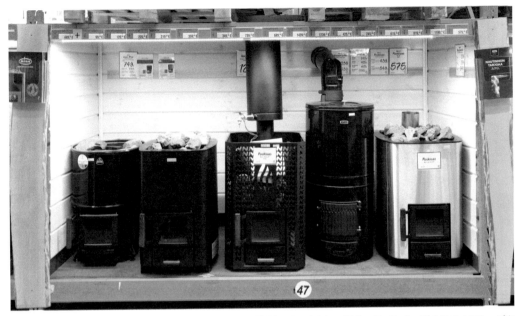

図73. フィンランドの量販店では、消費者が実物を見て検討できるように、幅広いラインナップのサウナストーブを取り扱っています。

可能な新たな燃料として注目されています。薪サウナを利用する場合は、薪の管理は欠かせません。サウナの所有者が多忙な生活を送っていたり、身体的な制約がある場合には、電気ストーブの選択がより適切かもしれません。

　さらに、サウナを温める頻度と時間について検討します。毎日10時間以上稼働する公衆サウナの場合、フィンランドでは運用効率と維持のしやすさから、電気ストーブの導入が一般的です。薪ストーブは絶え間ない薪の供給が必要であり、公衆サウナのような長時間の運用には不向きです。特にスモークサウナのような単一燃焼型の薪ストーブでは、事前の温めに数時間を要することがあります。この熱は翌朝や翌日の間も持続する可能性がありますが、現代ではその需要はあまり高くないかもしれません。一回の利用時間が1〜2時間に限られる場合、蓄熱型の電気ストーブが適している可能性があります。これらのストーブはすぐに入浴可能であり、毎日短時間の使用に適しているため、運用効率が高まります。

　サウナストーブの配置に関しては、その高さと垂直方向の寸法がきわめて重要です。フィンランドの著者、サカリ・パルシの「ロウリュの法則」によると、サウナを利用する際、利用者の足はストーブの最上部よりも高くなければならないとされています。この法則を守らないと蒸気の分布が不均一になり、足が冷たく感じられることがあります。第5章では、ベンチから天井までの理想的な距離は少なくとも145cmであると述べていますが、筆者はさらに10cmを加えることを推奨しています。また、サウナの天井は常に高いことが望まれます。

　サウナストーブを設置する際は、ストーブの周囲に十分な空間を確保します。これは火災とやけどのリスクを最小限に抑えるためです。各ストーブ製品が推奨する設置基準に基づき、特定の離隔距離を確保することが求められています。現代のストーブでは数cm〜30cmの範囲で、離隔距離が比較的短く設定されており、この範囲内には可燃性の材料を置かないように注意が必要です。さらに、特定の製品に対して認証されたストーブガードを設置すること

で、離隔距離をさらに短縮することが可能な場合もあります。複数のストーブをサウナに設置することは可能ですが、それに伴い必要となるスペースとストーブ間の離隔距離を考慮する必要があります。複数の電気ストーブを設置する場合、単一で使用する場合と比べて大きな違いはありませんが、薪ストーブを使用する場合は、温めるのに必要な労力が増加するため、特に注意が必要です。

　最後に、サウナストーンの量はサウナの大きさに比例します。連続燃焼型のストーブの場合、11m³ごとに最低6kgのストーンが必要です。一方、スモークサウナなどの蓄熱型ストーブでは、1m³あたり約15kgが目安です。しかし、これらの数値は、快適なサウナ体験を提供するために筆者が考案した最小限の量であり、時間あたりの蓄熱量を算出する公式や、明確なガイドラインは残念ながら存在しません。レンガ製の火室を持つ薪ストーブを使用する場合、サウナの材料自体が熱エネルギーを吸収するため、この蓄熱量も考慮に入れる必要があります。ユハ・テルッキネンの著書『現代におけるスモークサウナストーブのデザイン』によると、約600kgのストーンが2,000kgのレンガによる質量に囲まれ、この質量は均等に温められないものの、約6時間の温めで多くのエネルギーを吸収します（参照：P91）。一方、連続加熱式の薪ストーブではこの質量はさほど考慮されず、質の高いロウリュを保証するためにはストーンの量が重要です。

電気よりも薪の方が好まれる理由

　フィンランド人は薪ストーブや薪サウナを好む傾向があります。この好みは、薪ストーブ特有の火の視覚、音、香りなどから起因しており、通常の電気ストーブでは得られない体験を提供します。もう一つの利点は、薪が利用可能な環境であれば、どこでも使用できる汎用性にあります。また、薪ストーブはサウナの空気の質を高める効果がありますが、これは常に保証されるわけではありません。詳細は第4章で解説します。

　一方で、電気ストーブは薪ストーブに比べてはるかに便利で、時間が経過しても安定した性能を提供します（参照：表5）。フィンランド人が電気ストーブに感じる短所は、サウナの設置場所によって空気や内装、さらには屋外ならではの魅力が半減してしまう点にあります。しかし、加熱方法に基づく根本的な違いはないと筆者は考えています。

サウナストーブの付属品

　電気ストーブと薪ストーブには、さまざまなオプションが存在し、必要に応じて取り付けを行います。電気ストーブの場合、サウナ室の外に設置される制御パネルがあります。さらに、モバイルアプリケーションによる遠隔操作でストーブを温めることも可能ですが、その安全性には懸念があります。実際に、フィンランドでは遠隔操作の誤作動により、ストーブの上に置かれていた可燃物から出火した事故が報告されています。

薪ストーブには煙突が欠かせません。スチール製の煙突は最も使いやすいですが、ストーブから煙突への接続部に長いパイプが必要な場合は、伝統的なレンガ製の煙突が適していることもあります。最近では、建物全体の暖房システムに統合される蓄熱型の煙突が登場しました。

	連続加熱型の電気ストーブ	蓄熱型の電気ストーブ	連続加熱型の薪ストーブ	単一燃焼型の薪ストーブ
長所	シンプルで使いやすい、使用時のエネルギー効率がよい、サステナブル	急速な温めと入浴が可能、大量のサウナストーンを収容できる	ストーブの選択肢が豊富、高出力、換気に役立つ、再生可能な熱源が特徴	入浴中は手間がかからない
短所	ストーブの選択肢が多すぎる、サウナストーンの量が変動しがち	高価	温めに手間がかかる、排出物の懸念	ストーブの選択肢が限られている、入浴前に長時間の温めが必要、ススが残留する可能性がある
サウナストーンの温度	中温 200℃～350℃	中温 200℃～350℃	適温 150℃～300℃	高温 250℃～600℃

表5. サウナストーブを比較する際の長所と短所をまとめた要約表。

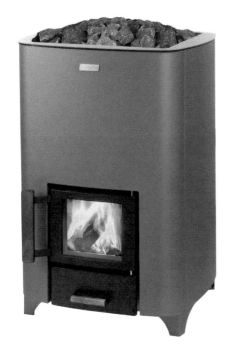
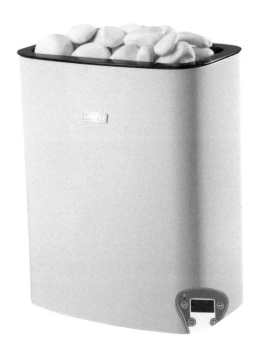

図74. 電気ストーブと薪ストーブの製品ラインナップを見比べると、外観はほぼ同じに見えるかもしれません。写真提供：Narvi

エストニア、タリンの「Viimsi Spa」にて、電気ストーブと薪ストーブが並んでいます。

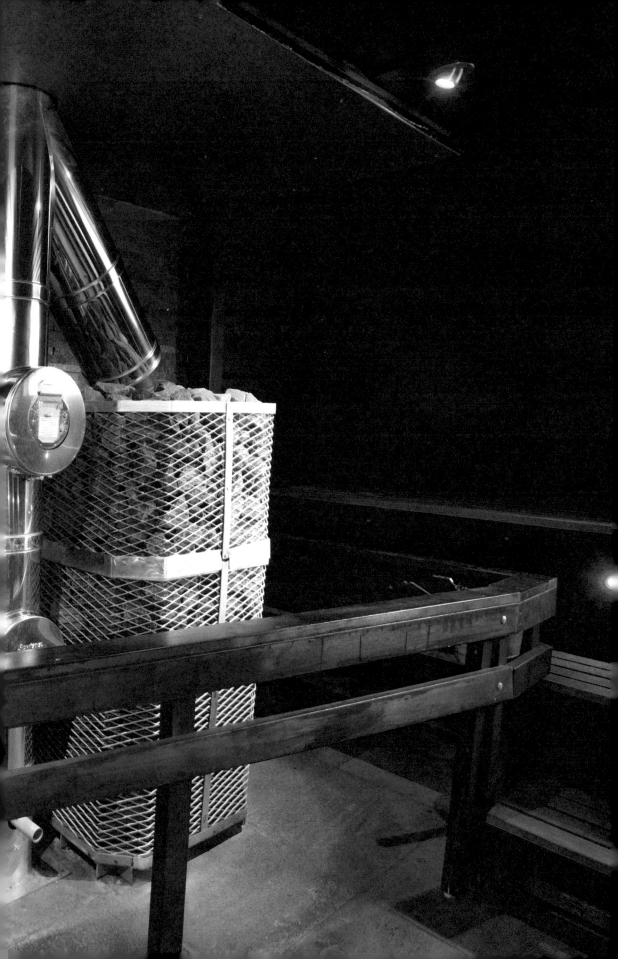

この煙突は、内蔵された熱交換器を利用して煙突全体から熱エネルギーを回収し、最大4kWの熱出力を提供します。サウナストーブの機能を拡張する選択肢として、ストーンの温度を測定する内部センサーと外部温度センサーがあります。これらのセンサーは、サウナの温度を効果的に制御するのに役立ちます。ストーブの内部または外部に取り付け可能なスチームジェネレーターは、手動で水を追加する小型の水盤を使用して、ストーブの運転中に水蒸気を発生させます。この機能は、ボタン操作で半自動または遠隔操作でロウリュを行う水分配器への一歩となります。

　サウナ小屋で役立つオプションとして、10ℓ～60ℓの水を温める給湯器があります。この給湯器はストーブに組み込まれるか、スチール製の煙突に取り付けられます。他にも、水タンクを火室の隣に配置したり、熱交換式コイルをストーブ内に設置したり、ドーナツ形のタンクをストーブを取り囲むように設置するなど、複数の設置方法があります。給湯器は効率的かつ人気がありますが、長時間の温めが続くと、制御不能な蒸気や強い沸騰音を発生させる可能性があり、その強力さが問題となることがあります。また、煙突に取り付けられたボイラーやドーナツ型のタンクは、効果が限られていたり、エネルギー効率が低いことがあります。

　ストーブは非常に高温になるため、利用者との接触を防ぐための安全装備が必要です。多くのストーブ製品では、木製の安全レールの設置を推奨しています。薪ストーブを使用する際、周囲の構造物が過度に温められるのを防ぐために、金属製の防熱板や壁を設置することがあります。ストーブの前面だけが見えるように、ストーブの周囲270度を覆う方法もあり、これには床を保護するためのカバーが含まれます。

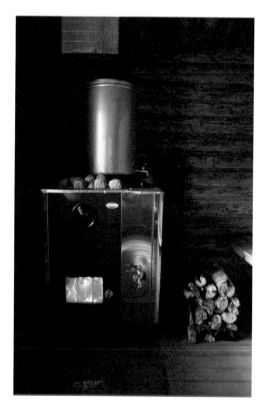

図75. 薪ストーブの側面と煙突に取り付けられた給湯器の合計容量は、最大100リットルに達することがあります。写真提供：Misa

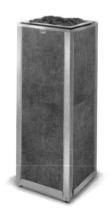 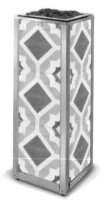

図76. サウナストーブには、さまざまなオプションが用意されています。Narviのストーブでは、好みのセラミックタイルでストーブの外観を装飾することが可能です。写真提供：Narvi

サウナストーブの外観と利便性

　サウナストーブの外観の違いは、誰にとっても一目瞭然です。個人用のストーブを選ぶ際、外観も確かに重要な要素の一つですが、それ以上に機能性や性能を優先すべきでしょう。見た目が魅力的なストーブは気分を高揚させるかもしれませんが、外観にこだわらないストーブでも、十分な性能を発揮する場合があります。

　フィンランドでは、利用者の視界に入る位置にストーブを設置することが多く、ロウリュを行う上で、ストーブの外観を気にかけることは一般的です。一方、他の国々では、ストーブを部分的に隠したり、視界から遮るように装飾することもあります。その際、熱と空気の流れが妨げられないように注意が必要であり、適切な離隔距離を確保し、床付近には通気口を設けます。

　サウナストーブの利便性は、使い勝手、効率性、満足度、そして安全性に直接影響します。電気ストーブは温めが容易で、特定の温度を維持するのに労力がかからないため多くの利点があります。また、ヒューマンエラーの可能性が低く、人や建物への危険性が少ないとされていますが、絶対的な安全を保証するものではないことに注意が必要です。電気ストーブの使い勝手は、制御メカニズムによって異なり、場合によっては操作が難しいこともあります。

　電気ストーブを検討する際、使用可能な制御機器とそれらがストーブに統合されているかどうかを確認しましょう。標準的な制御機器には電力や温度設定、タイマーなどが一般的に含まれます。温度設定に関しては、有線または無線の温度センサーを天井に設置することをメーカーが推奨している場合がありますが、これが標準的な温度測定点であると誤認する恐れがあるため、注意が必要です。

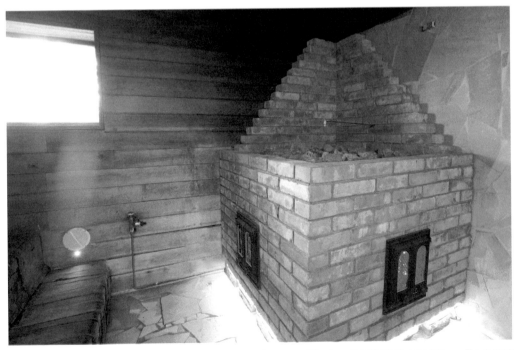

図77. エストニアのタリン近郊にある「Viimsi Spa」の電気ストーブは、レンガの壁で覆われており、一見しただけでは薪ストーブと見間違えてしまうほどです。

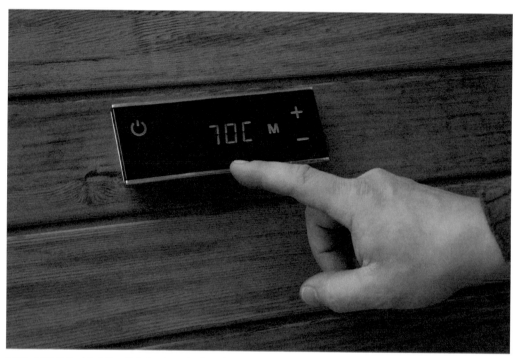

図78. 外部操作パネルは、サウナストーブの操作性と安全性を向上させます。写真提供：Harvia

　多くの電気ストーブは単体で販売されていますが、フルキットで購入すると、ストーブ単体よりもはるかに高価になり、価格が2倍以上に跳ね上がることもあります。フルキットには、制御コントローラーのみならず、電源ユニット、制御パネル、センサーなどが含まれます。また、サウナとストーンの両方の温度をモバイルアプリケーションで操作し、制御できる最新型の製品も存在します。

　薪ストーブは使い勝手と温め方にいくつかの課題があるものの、フィンランドのサウナオーナーたちは、サウナを温めることを趣味と捉え、特別な作業として楽しんでいる人が多いです。運用にはストーブの配置と薪の供給方向が重要ですが、トンネル型ストーブという特殊な製品もあります。通常の薪ストーブはサウナ室内で操作されますが、トンネル型ストーブは屋外や隣接する部屋から壁を介してストーブ本体に薪を供給できる設計になっています。これにより、サウナを温めている最中にストーブを操作する人がサウナ室の外にいられるという利点があり、サウナ室内への木屑の散乱を防ぐ効果もあります。

トンネル型ストーブはロシアで特に人気があり、屋内の小さな暖炉のような外観が特徴です。筆者のサウナ小屋を訪れたゲストの中には、トンネル型ストーブを暖炉と見間違えた人もいました。しかし、このストーブは火室を延長する特殊な構造を採用しており、薪を供給する方向へ伝達される熱の量が5%未満に留まります。このような設計により、燃焼に必要な空気の流れとエネルギー損失を補うのが難しく、薪はストーブの火室よりも奥に置かなければならず、操作時には膝を曲げる労力が必要です。

　薪ストーブは頻繁な使用に対応するため、サウナの下に位置する地下室から操作できるようカスタムビルドされることがあります。フィンランドサウナ協会が保有する施設には6つの薪サウナがあり、それぞれが地下室から約120cmの高さで操作できるように設計されています（参照：図45）。

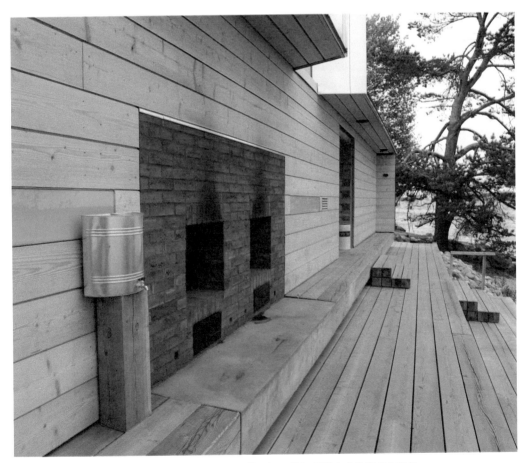

図79. ヘルシンキの離島にある「Lonna Sauna」の薪ストーブは、屋外から操作されます。

電気ストーブの遠隔操作システム

　1990年代以降、フィンランドでは電気ストーブの遠隔操作システムの開発が進みました。現在、Harvia、Narvi、Huum、TylöHeloの4つのブランドは、Wi-Fi接続とスマートフォンアプリを介した遠隔操作システムを提供しています。この機能は非常に便利ですが、安全性のリスクも伴います。タオルなどの可燃物がストーブの上に置きっぱなしになっている状態で、遠隔操作によりストーブを作動させると、火災につながる恐れがあります。また、サウナのドアを開けたままにしておくことも、火災のリスクを高める行為です。

　フィンランドでは、ストーブのカバーやサウナのドアが適切に閉じられていない場合、遠隔操作システムがストーブを自動で停止させる規約が設けられています。しかし、現行の規約は完璧ではなく、時間指定のタイマーなどの旧式技術にもリスクが存在します。遠隔操作デバイスの普及に伴い、セキュリティ基準への要求が高まることが予想されますが、現時点で最も効果的な火災対策は、ストーブの上に何も置かず、ドアを閉じた状態に保ち、サウナを常に安全な状態に維持することです。

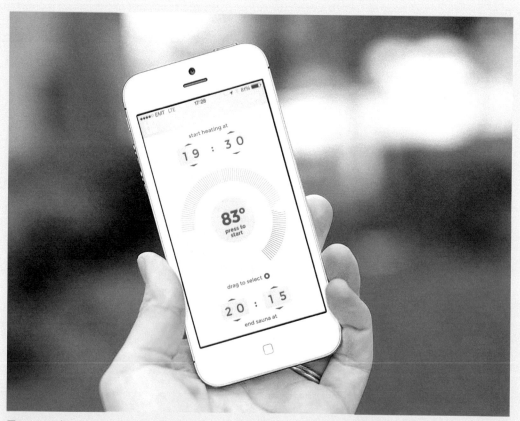

図80.2016年、エストニアのHuumは、モバイルアプリを通じてサウナストーブを遠隔で操作する技術の先駆者となりました。写真提供：Huum

ヒーターは、サウナの心臓部
買うべきは「安心と安全」です

見て触って体験できるショールーム網

<PS>E 認証

日本向け高耐久エレメント

安心のサポートネットワーク

長期保証

※いずれも株式会社 HARVIA JAPAN が輸入した製品のみ対象

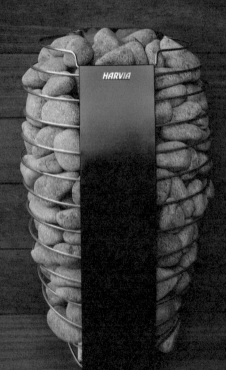

世界 No.1 は伊達じゃない

スピリット 9

導入のご相談はお近くの
ハルビアサウナディーラーへ →

https://harvia.jp/
株式会社 HARVIA JAPAN

HARVIA
Sauna & Spa

NARVI

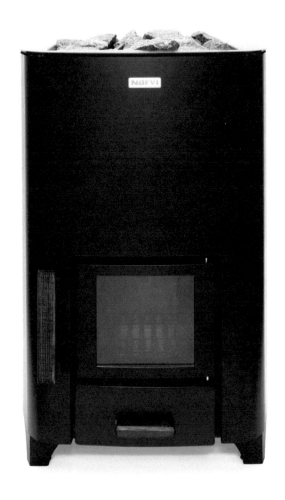

当社のサウナストーブは、真のサウナ愛好家によって
フィンランドで手作りされ、数十年の経験を積んでいます。
私たちは、誰もがサウナの最大限のリラックスを体験
できるようにそれらを製造しています。

NARVI.FI

MADE IN
FINLAND

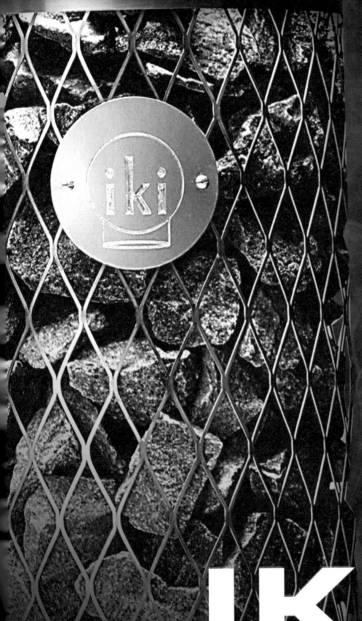

IKI

PREMIUM SAUNA HEATERS

日本総代理店

www.metos.co.jp

薪ストーブの持続可能性

　サウナ用の薪ストーブは1950年代からフィンランドで商業生産されており、長年にわたって広く普及してきました。しかし、研究者ヤルッコ・ティッサリによる2000年代初頭の研究で、数ある薪製品の中でもサウナストーブが燃焼効率や排出物の面で最も課題を抱えていることが明らかにされました。2013年には、EUによる新たな規制がフィンランドで施行されました。この規制では、CEマークのテスト基準に基づき、薪ストーブの燃焼効率、一酸化炭素の排出量、安全性に関して厳格な基準が設定されています。これにより、品質の低い薪ストーブが市場から排除されると同時に、古いモデルの改良が促進され、その結果、薪ストーブの課題は改善傾向がみられます。それにもかかわらず、これらのサウナストーブは、一般的な薪製品や古いスモークサウナと比べて燃焼効率が低いのが現状です。

　EUの規制によると、地球温暖化や健康問題に影響を及ぼす微細粒子排出物（PM2.5）、ブラックカーボン（BC）、多環芳香族炭化水素（PAH）などの排出物が懸念されています。問題視されています。これらの排出物は、現行のCEマークの基準では考慮されていないため、一般消費者がストーブから排出される物質を具体的に把握することは困難です。通説として、煙が目に見える頻度が少ないほど排出物も少ないと考えられます。煙が灰色や茶色を帯びている場合は、それが悪い兆候であると言えるでしょう。ただし、煙の目視は温暖な天候下で行うべきであり、冬の寒空での観察は水蒸気が白い雲に凝縮するため、適していない場合があります。

　筆者の意見としては、薪をよりよく燃やす方法を研究するよりも、最新の燃焼技術を利用して薪ストーブの燃焼効率を向上させ、排出物を減らすことが最適であると考えます。しかし、ストーンへの蓄熱や一時的な熱出力の増加などストーブ特有の要件と、燃料を段階的に燃やすバッチ式の燃焼方法を組み合わせることは、理想的な燃焼条件を達成する上で難易度が高くなります。今後の解決策の一つとして、木質ペレットの使用が考えられ、燃焼効率を向上させ、微粒子の排出を減らすことが期待できます。ただし、現時点では、消費者に受け入れられる価格帯や、電力供給方式に適応した商業的な解決策が存在しないことが課題となっています。

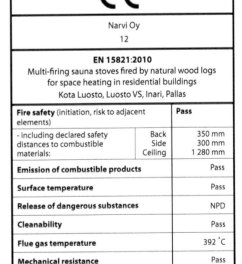

CE	
Narvi Oy 12	
EN 15821:2010 Multi-firing sauna stoves fired by natural wood logs for space heating in residential buildings Kota Luosto, Luosto VS, Inari, Pallas	
Fire safety (initiation, risk to adjacent elements)	**Pass**
- including declared safety distances to combustible materials: Back / Side / Ceiling	350 mm / 300 mm / 1 280 mm
Emission of combustible products	Pass
Surface temperature	Pass
Release of dangerous substances	NPD
Cleanability	Pass
Flue gas temperature	392 ˚C
Mechanical resistance	Pass
Thermal output and Energy efficiency, as:	
- carbon monoxide emission at 13 % O_2	Pass (0,11 %)
- total efficiency	Pass (69 %)
- flue draught	12 Pa
- thermal output (i.e. nominal space heating output)	16 kW
- refuelling loads	8.5 kg
Durability	Pass

図81. サウナストーブ「Kota Luosto」のCEマーク。

薪ストーブの持続可能性は、一酸化炭素（CO2）を含む排出物が常に生じるため、国や地域の政策や環境によって異なります。フィンランドでは森林率が常時監視されており、木材を燃料として使用することは持続可能であると考えられています。しかし、森林伐採が問題となっている地域では、薪の使用が環境問題を引き起こす可能性があります。そのような場所では、電気ストーブが持続可能な選択肢として適しています。また、第1章で紹介した太陽光サウナのコンセプトは、現時点ですべての場所や状況に適しているわけではありませんが、将来的には有益な選択肢となり得るでしょう。

サウナストーンの役割

サウナストーンは、サウナにとって欠かせない存在です。サウナストーブを自動車のエンジンにたとえるなら、サウナストーンはエンジンオイルのような役割を担っています。定期的な点検とメンテナンスが不可欠であり、これらを怠ると、温まるまでの時間が長くなったり、ヒートエレメントが損傷したりする可能性があります。サウナストーンはサウナ機器の中で寿命が最も短い部品の一つですが、適切な管理により数年間の使用が可能です。毎日長時間使用されるストーブの場合、最低でも3ヶ月に一度の点検が必要ですが、週に2回程度の使用であれば、数年間持続することもあります。ストーンの耐久性や適合性は、ストーブの種類や使用頻度によって異なるため、これらの要因を考慮した適切な管理が必要です。

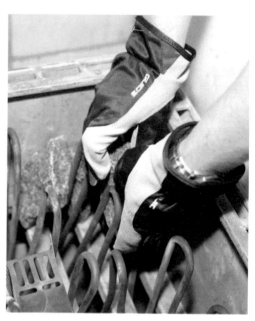

図82. 電気ストーブで使用されるサウナストーンの交換作業。

サウナストーンの選択

サウナストーンの選定には明確な基準があります。以下、重要度順にリストアップしました。

1．耐久性
2．安全性
3．サイズ
4．外観と形状
5．熱の容量
6．熱の伝導率

まずは耐久性が挙げられます。ストーンは高温環境および使用状況に耐える必要があります。通常、耐久性のある温度範囲は150℃〜300℃ですが、一部のストーンは600℃まで耐えることができます。

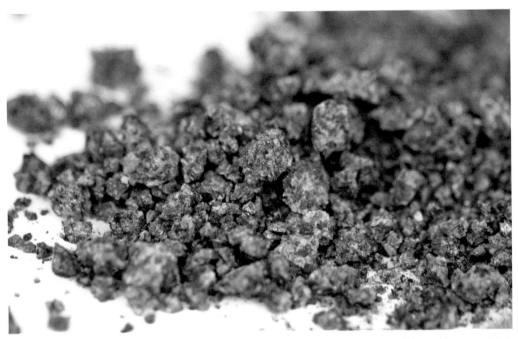

図83.500℃に達する前に完全に崩れてしまった花崗岩のサウナストーン。サウナストーブ内では特に、このような状況は避けなければなりません。

　しかし、500℃に達する前に崩れるストーンも存在します。すべてのストーンは最終的には崩れますが、その崩れ方には大きな違いがあります。理想的なのは、ストーンが小さくきれいに分裂することです。しかし、多くのストーンは崩れる際に細かい粉塵を発生させることがあり、この粉塵が空気中に浮遊すると、ストーブや利用者の健康に悪影響を及ぼす恐れがあります。

　かつてはストーンを火で熱し、割れたり崩れたりするかを確認する方法で耐久性がテストされていました。しかし、現在フィンランドにおいてもストーンの耐久性を評価するための一般化された方法は存在しません。筆者はこの課題を解決するため、「Saunologiaによる耐久性基準テスト1.0（2019年）」を提唱しました。この研究は業界に採用され、ストーンの使用状況を実際にシミュレーションすることで、耐久性の高いストーンとそうでないストーンを区別することが可能になりました。たとえば、フィンランドで一般的な赤い花崗岩は、高温になるストーブには不向きです。

　安全性は耐久性と同じくらい重要です。天然の岩石にはさまざまな化合物が含まれており、入浴中にストーンから有害物質やガスが放出される可能性があります。特に、放射線やアスベストなどの有害鉱物や他の危険物質を含む岩石は使用を避けるべきです。これらの物質はサウナのような高温環境で空気中に放出される恐れがありますが、この問題を検出するための具体的な方法は広く知られていません。岩石物理学や地質学的な視点からのアプローチが必要です。フィンランドの基盤岩にはアスベストが含まれていることがあり、サウナを温める時に空気中に放出される可能性があるため、ストーンの生産者はアスベストを含む製品をスクリーニングしています。

サウナストーンには基準となるサイズがあり、これらはフィンランドのメーカーによって提供されています（参照：図85）。

- 小サイズ：5cm〜10cm
- 中サイズ：10cm〜15cm
- 大サイズ：15cm 以上

　ストーンのサイズは、その用途と機能において重要な指針となります。たとえば、小サイズのストーンは電気ストーブに適しており、電気ストーブは通常、小さなストーンで効率的に動作するよう設計されています。一方、薪ストーブには中〜大サイズのストーンが適しており、大きな薪ストーブで小さなストーンを使用すると、ストーンが詰まる可能性があります。単一燃焼型の薪ストーブの場合、1個の重さが数kgに及ぶ大きなストーンが用いられることもあります。

　ストーンの特徴は、サイズだけでなく、色や質感、形状にも及びます（参照：図87）。天然岩から作られるストーンは、同じサイズや形で正確に製造されることは稀です。砕石の過程で多少のばらつきが生じるのが一般的ですが、セラミックストーンは例外で、正確な寸法での製造が可能です。

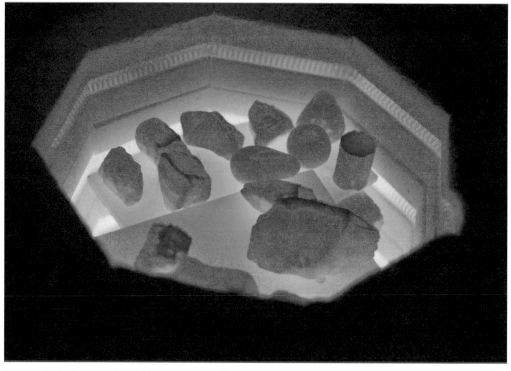

図84. 筆者が行った簡単な耐久性テストでは、複数のサウナストーンを最大750℃まで熱しました。耐久性の高いストーンであれば、何の問題も生じません。それらは材質に関わらず、約600℃に達すると赤い輝きを放ちます。

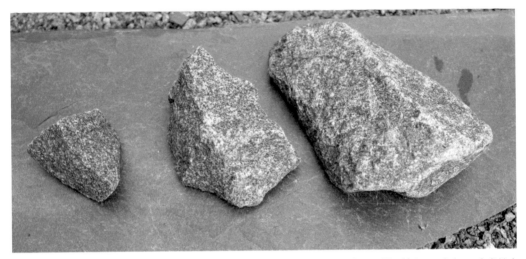

図85. フィンランドのサウナストーンには、大、中、小の3つのサイズがあり、右から順に並んでいます。これらはすべて輝緑岩（かんらん石）でできています。

　ストーンの多くは暗い灰色または黒色で、不規則で粗い質感を持ち、球状よりも細長い形状が一般的です。しかし、最も人気があるのは丸い形の天然石です。丸い球状は、電気ストーブではヒートエレメントの損傷を防ぐ効果があり、単一燃焼型の薪ストーブではストーンへの煤の付着が少なくなります。さらに、丸い球状は空気の流れを妨げず、ストーンの間を空気が通過しやすくなり、サウナ室内の対流を促進します。突起のある表面が丸く滑らかになると、ストーンの表面積が減少し、蒸気が発生する際にはわずかな影響があります。

　サウナストーンの外観の重要性は、ストーブの種類によって異なります。開放的なストーブでは、内部が丸見えになるため、ストーンの外観が全体の印象を大きく左右します。一方、上側のみが開放されているストーブの場合、最上部に装飾用のストーンを配置することで、外観を向上させることができます。フィンランドでは、耐久性に懸念があるにも関わらず、白色のドロマイトが装飾用としてプライベートサウナで人気があります。

　最後に、ストーンの熱容量と熱伝導率は密接に関連しています。密度が高く重いストーンほど熱をより多く蓄え、熱を伝導し、水分を蒸発させる際にエネルギーを放出します。岩石の密度と熱容量は相関関係にあり、サウナストーンの熱伝導率が高いほうが望ましいとされています。これはサウナの性能に大きく寄与するためです（参照：表6）。

ストーンの種類	密度（kg/dm3）	伝導率（W m-1 K-1）
輝緑岩（かんらん石）	3.00	1.94
かんらん岩	3.10	2.91
バルカナイト	2.78	2.52
玄武岩（かんらん石）	3.52	2.42

表6. 数種のフィンランド産石材の熱容量と熱伝導率の例。

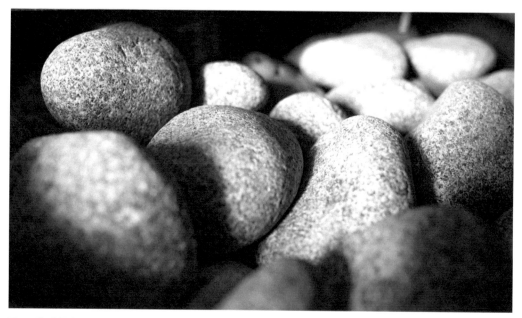

図86. 筆者個人としては、丸い天然石の外観を好みます。よく観察してみると、サウナストーブの上側だけが丸い
ストーンで覆われていることがあります。

サウナストーンの種類

　フィンランドの大地は、長い歳月をかけて水や氷の力によって形作られてきました。川底
やビーチには、質の高いサウナストーンが豊富に存在すると知られています。昔から人々は、
漆黒で堅牢なストーンを求めてこうした場所を訪れてきました。今でも、自ら探し求める人
がいるようですが、この方法では耐久性と安全性の確認が難しく、また、限られた種類の岩
石しかストーンの製造に適していないのが現状です。そのため、多くのフィンランド人は市
販のストーンを使用するようになりました。

　1950年代以降、火成岩がサウナストーンの主流となりました。最初に広く使用されたのは
かんらん岩です。かんらん岩は市場を牽引していましたが、1980年代には資源の枯渇とアス
ベスト汚染のリスクが懸念されるようになりました。その後、より軽い重量と色調を持ち、
新たな代替品である輝緑岩（かんらん石）が市場に普及し、現在に至ります。このストーン
は国外ではドレライトとして知られています。輝緑岩は数々の特徴で及第点以上の評価を受
け、手頃な価格で人気があります。バルカナイトは熱伝導率がよく、オリビンは高密度であ
るという特徴がありますが、これらはサウナストーンとしての普及には至っていません。

　フィンランド国内には多くのストーブメーカーが存在しますが、サウナストーンを生産す
る主要なメーカーはわずか3社に限られています。ロシアでは、岩石の選択肢が豊富で、緑
色がかったヒスイや赤水晶などが入手可能です。また、ロシアのメーカーは鋳鉄製や白い酸
化アルミニウム製のサウナ用製品も生産しています。サウナストーンにおいては、必ずしも

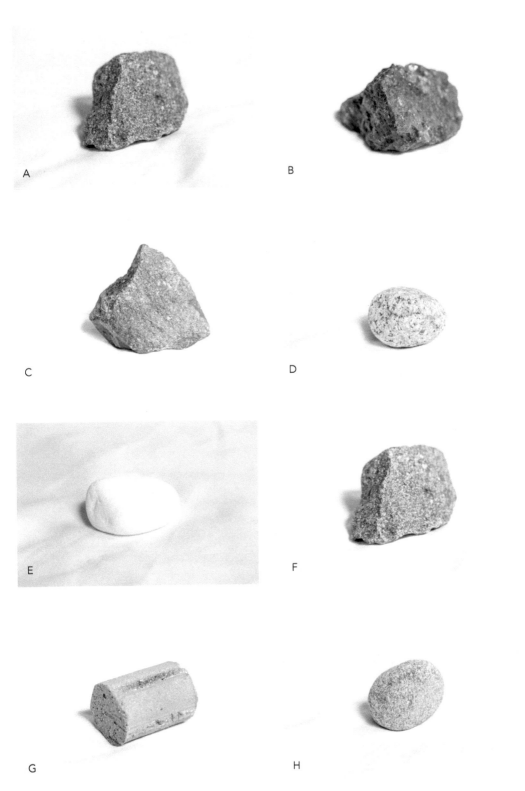

図87. フィンランドにあるサウナストーンの種類。(A) 輝緑岩 (B) かんらん岩 (C) バルカナイト (D) 赤い花崗岩 (E) 白色のドロマイト (F) オリビン (G) セラミックストーン (H) 丸い輝緑岩

岩石ベースの製品を使用しなければならないという厳格な規則は存在しません。フィンランドでは、岩石の代わりにアルミナ、ジルコニア、シリカ系を融合させた鋳造レンガが一部の公衆サウナで利用されています。これらのセラミック化合物は非常に重く、耐久性に優れていますが、サウナで広く普及しているわけではありません。

　セラミックストーンは、1990年代からフィンランドで製造されており、現在はケルケスとティーレリの2種類が流通しています。ケルケスは、軽量で茶色のストーンにセラミック加工を施され、規則正しい丸い形状が印象的です。ケルケスのストーンは崩れにくく、微細な粉末になりにくいという特徴があり、ティーレリや天然石と比較しても耐久性が優れていることが2020年の研究により明らかにされました。ケルケス製のサウナストーンはフィンランドの公衆サウナで広く使用されており、その耐久性が評価されています。ただし、ケルケス製のストーンは天然石に比べて高価で、フィンランドでは1kg当たり約5ユーロで販売されています。

　セラミックストーンを支持する人々は、セラミック加工の過程で未知の成分が含まれないため、天然石よりも安全であると主張しています。一方、天然石はサウナを温める時に微粒子を放出し、喘息や金属アレルギーのある人に症状を引き起こす可能性があるとされています。しかし、適切に管理されたサウナの空気環境であれば、天然石から発生する微粒子が問題となることは少ないでしょう。このような背景から、セラミックストーンの安全性に関してより確かな情報が望まれています。

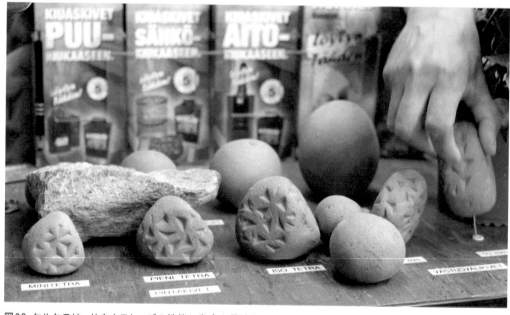

図88.ケルケスは、サウナストーブの性能と寿命を最適化するために設計された唯一無二の製品です。ケルケスには、サイズや形状など、いくつかのバリエーションがありますが、カラーバリエーションは土色のみとなっています。写真では、天然石と比較して展示されています。

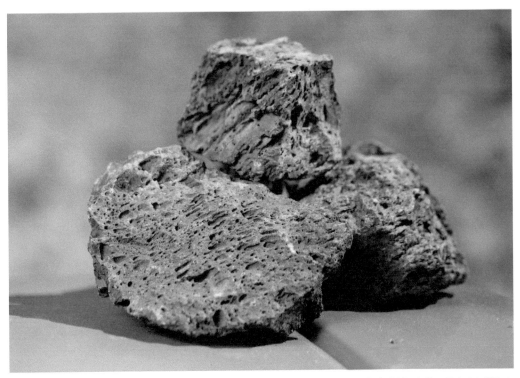

図89. マウントシャスタのストーンは、北カリフォルニアに移住したフィンランド出身者が、自分のサウナに適した最適なストーンを探している最中に発見されました。彼はその後フィンランドに戻りましたが、公園からストーンを採取するためのライセンスを保有しています。

サウナストーンの見分け方

　フィンランドで流通しているサウナストーンは、市場競争を経た上で選び抜かれています。商業用ストーンについては、その利点や健康効果を謳うセールストークがよく用いられますが、特定のストーンが著しい効果をもたらすという科学的根拠はほぼ存在しません。また、これらのストーンの耐久性については、科学的な検証がなされていないのが現状です。そこで筆者はこのような状況を踏まえ、ストーンの評価基準を独自に開発しました。数多くのストーンの中から、どのようなサウナ体験が得られるのか、第三者の意見に左右されずに、自分自身の主観で確かめてみることを推奨します。

サウナストーンの設置とメンテナンス

　サウナストーンの設置には、以下の4つの基本ルールを守ることが重要です。

１．長い形状のストーンは、上向きにしてストーブに配置する
２．ヒートエレメントの間にストーンを詰め込まないようにする
３．ストーンを緊密に並べすぎず、ストーン同士の間に適度な空間を残す
４．サウナストーブの取扱説明書に記載されているストーンの容量を参考に設置する

　サウナの使用後はストーンの表面が変化することがあるため、ストーンの配置を見直し、新しいストーンを追加する必要があります。しかし、過度に多くのストーンを積み過ぎると、ストーブが損傷する恐れがあります。そのため、適切な量のストーンをストーブに積むことが重要です。ストーンの量は、取扱説明書に記載されている推奨量を基準に、約±15％の範囲で調整することを推奨します。

　サウナストーンの点検と交換は定期的に行いましょう。点検スケジュールを設定し、最後に点検した時期を記録しておくことが大切です。点検時には、以下の手順に従ってください。詳細はYouTubeで、「kiuaskivienvaihtaminen」というフィンランド語のキーワードで検索すると、ストーンの点検に役立つ動画が見つかります。

１．ストーブから約8割のストーンを取り出し、各ストーンを慎重に点検する
２．摩耗の兆候がみられるストーンは、新しいストーンと交換し廃棄を行う
３．良好な状態を保っているストーンと、新しく追加するストーンを再配置する

　ストーンの点検時に取り付けが緩んでいることに気づく場合がありますが、これらを調整するためにハンマーやバールなどの工具を使用する必要はありません。また、多くのストーンがまだ良好な状態である場合、次の点検までの間隔を延ばすことが可能です。電気ストーブでは、上側に設置されたストーンが早く摩耗する傾向にあります。一方で、薪ストーブでは、火室や煙道に近い部分にあるストーンが熱によって影響を受けやすくなります。また、ロウリュを行う際に、カルシウムのようなミネラル成分がストーンに付着することがあります。仮に悪影響がみられなくとも、これらのストーンはすぐに交換しましょう。

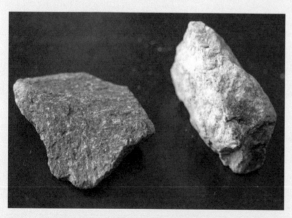

図90．右側にあるサウナストーンの表面に白い層が蓄積しており、これは交換が必要であることの兆候です。

サウナ室の容積	熱出力量
5㎥	～ 3.5kW
6㎥	4kW～5kW
10㎥	6kW～8kW
12㎥	9kW～10kW
16㎥	11kW～13kW
20㎥	14kW～16kW
25㎥	17kW～20kW

表7. ISO 60335-2から採用した、異なるサイズのサウナルームに推奨される電力出力。

Read More

Printed books and

Scientific publications

Harvia, 2018
Helamaa, 1999
Forsman, 1997
Liikkanen, 2020 (Saunologia.fi)
Liikkanen, 2019 (Saunologia.fi)
Liikkanen LA, 2019
U. S. Department of Agriculture, 1964

MacQueron & Leppänen, 2017
Parsons, 2004
Vuolle-Apiala, 2016
Telkkinen, 2020 Tissari et al., 2019
Tissari, Väätäinen et al., 2019

Internet sources:

https://www3.uef.fi/en/web/fine/simo University of Eastern Finland, Fine particle and aerosol technology laboratory studies emissions of wood-burning sauna heaters.
https://www.saunasampo.fi/ Saunasampo is the producer of "smart" convection heaters
https://www.bloomberg.com/news/articles/2019-09-12/to-cut-air-pollution-krakow-targets-coal-and-wood Krakow banned wood burning
https://www.sauna.fi/saunatalo/vaskiniemen-saunat/ Finnish Sauna Society's saunas presented
http://shastastones.com/en/ Mount Shasta Californian sauna stones

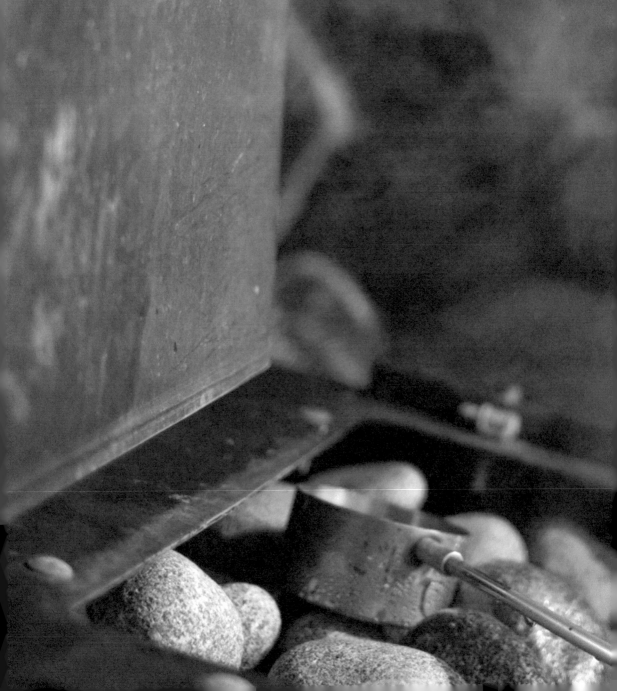

4.
サウナの空気

　フィンランドサウナを設計する際、空気は欠かせない要素となります。空気は目に見えない上、直接触れることもできないため、扱いに難しさを感じることがあるかもしれません。しかし、爽やかな空気を深呼吸することほど心地よい体験はないでしょう。ただし、サウナにおいて適切な換気が確保されていない場合、発汗時に不快感を感じることがあります。

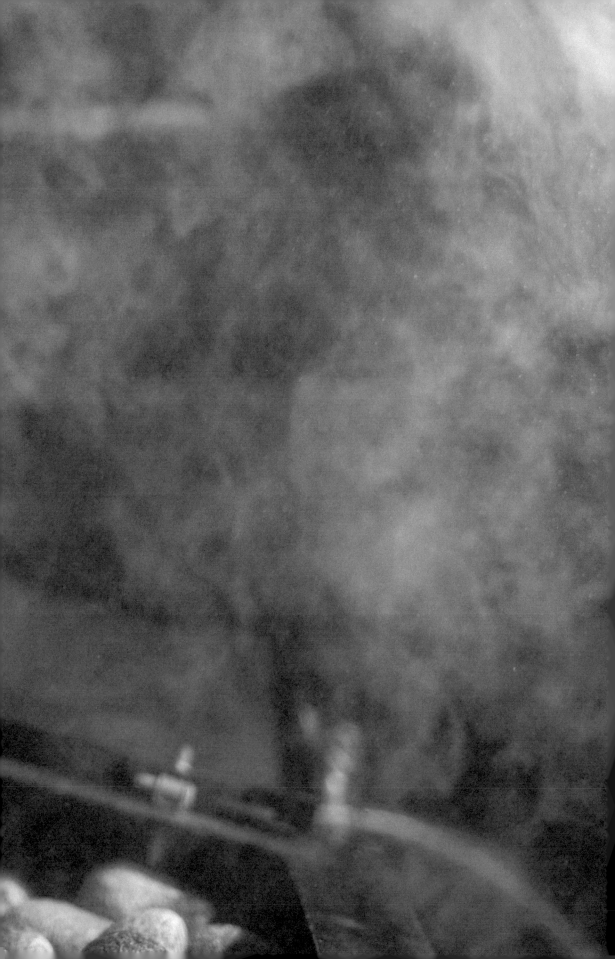

フレッシュエアーの兆候

　サウナに足を踏み入れた瞬間、最初に感じるのは視覚や触覚、温かさではなく、サウナ特有の香りです。この香りは清潔感や自然を感じさせ、心地よい体験である必要があります。利用者は環境にすぐに適応するため、香りの印象は徐々に薄れがちですが、サウナの手入れが行き届いていないことや、衛生状態が悪いことを示唆する不快な香りは避けなければなりません。

　本章では、サウナの空気に影響を与えるさまざまな要因と、フレッシュエアーを確保するための換気方法について探ります。フレッシュエアーの重要性、温度や湿度がサウナの空気に与える影響を解説し、サウナ体験を豊かにするための気付きを提供します。

フレッシュエアーとは

　フィンランドにおける自然の空気は、その清潔さと新鮮さで知られており、フレッシュエアーの基準とされています。フィンランドのサウナでは、この冷たい自然の空気を活用することが一般的です。空気中の酸素（O2）の割合は約21%、二酸化炭素（CO2）の割合は1%未満であり、サウナの空気もこれらの基準を満たすことが理想とされています。他国では、屋外の汚染物質をフィルターで取り除いた空気が屋内に供給されるため、外気よりも清潔な場合があります。

　サウナに他の部屋の空気を取り込むことは、できるだけ避けましょう。たとえば、シャワーを浴びた直後はシャンプーの香りが漂っており、その空気は新鮮ではないかもしれません。また、サウナを利用する際には、人間の呼吸により酸素が消費され二酸化炭素が生成されること、さらに発汗によって体臭が生じる可能性があることを認識しておきましょう。

サウナの空気とロウリュの関係

　理想的な空気とロウリュは、空気中の水分によって構成されています。そして、空気中に蒸発した水分の量を測る指標として「湿度」があります。湿度は通常、湿度計によって最大100%までの指標で示され、相対湿度として表示されることが一般的です。空気が保持できる水分量（絶対湿度：g/㎥）は、温度によって大きく変化します。そのため、割合（相対湿度：%）での判断が好ましいとされています。サウナの環境を正しく把握するには、温度と相対湿度を組み合わせて判断しましょう。ただし、時に相対湿度が誤解を招くことがあり、その場合は絶対湿度を参照することもあります。温度が20℃から100℃に上昇すると、空気が吸収できる水分の最大量は33倍に増加します。

　フィンランドのサウナでは、湿度は5%〜50%の範囲で一般的に測定されます。これは湿度が非常に高い、もしくは低いとされる他のサウナとは異なるものです。120℃の高温下において、10%の湿度は過剰と見なされ、熱の凝縮効果が熱ストレスを引き起こし、空気中の酸素量を減少させる恐れがあります（参照：図91）。たとえば、ロウリュが人肌に触れた場合に、これらの変化を敏感に感じることができます。ロウリュの感覚を長く持続させるためには、適度な換気量と適切な断熱材が必要です。

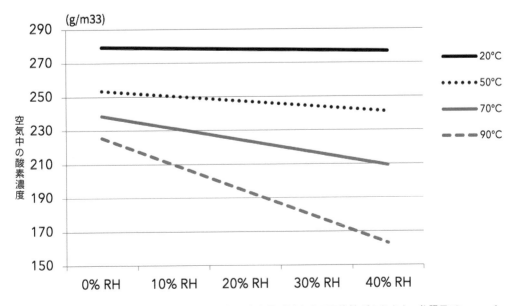

図91. サウナの空気温度が非常に高くなると、空気中の酸素量が減少する可能性があります。参照元：Burger & Konya（1973）

　ロウリュの感覚は露点温度、つまり湿度が低下すると減少します（参照：P20 - 図10）。通常、ロウリュは目に見えない現象として認識されていますが、サウナの温度が低く、均一でない場合には、ロウリュを行った際に水蒸気の雲が目に見えることがあります。この現象は、ストーブから上昇する水蒸気の量が、周囲の空気の水分量を一時的に上回る状態であることを示しています。サウナの上部は空気の水分量が多くなっているため、この雲は目に見えなくなります。このように、サウナの温度変化によって必要な水分量は変動します。参考までに、フィンランドのラドルは約2.5dL（デシリットル）、つまり1カップほどの容量があります。このラドルでロウリュを2回行うと、10㎡のサウナにおいては十分な量になります。

　フィンランドのサウナ愛好家たちは、1960年代と1970年代にフィンランドと他国の入浴文化の違いを可視化し、理想的なサウナの条件を特定する研究を開始しました（参照：図92）。この研究では、フィンランドサウナの条件（図92-B）が他国のサウナと比較して温度が低く、湿度が低いことが示されています。建築家リスト・ヴォッレ・アピアラはこの研究を引き継ぎ、1950年代のフィンランドサウナの経験と、1980年代と1990年代の屋内サウナや住宅一体型サウナに関する研究を図に加えました。さらに、サウナ・スパメーカーKLAFSによるサウナ環境の解釈（参照：図94）は、フィンランドサウナが「Sauna」と「Tropical bath」の範囲に位置していることを示しています。

サウナの空気に影響を与えるもの

　サウナの空気に影響を与えるものとして、酸素と二酸化炭素の濃度が重要です。酸素は人間の呼吸に必要なため望ましいものであり、二酸化炭素は高濃度で健康に悪影響を及ぼす可能性があるため、望ましくないものとされています。

　現在のところ、サウナの空気に特定の基準を設ける研究はなく、具体的な二酸化炭素（CO_2：最大1,000ppm）や酸素（O_2：最小15%）の濃度を推奨することは困難です。したがって、

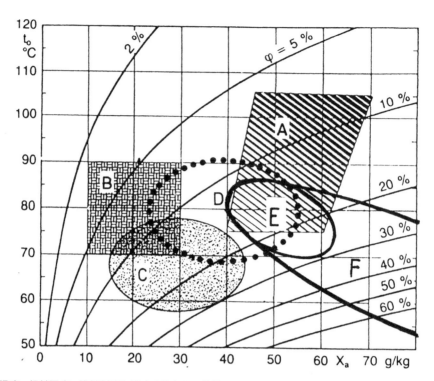

図92. 温度、相対湿度、絶対湿度に関するサウナの状態を示したグラフには、当初、フィンランドサウナの推奨値を示す領域Aと、ドイツのサウナの参考値を示す領域Bが含まれていました。領域Cはアパートに設けられたサウナを、領域Dは集合住宅にあるサウナを示しており、これらはいずれも1980年代後半から1990年代初頭にかけて測定された値です。さらにリスト・ヴォッレ・アピアラによる経験的観測を追加する形で、フィンランドにおける入浴開始時のスモークサウナを表す領域Eと入浴終了時の領域Fが追加されました。

屋内の空気に関する一般的な知識に基づき、酸素不足以上に二酸化炭素の蓄積に注意しましょう。他にも、サウナの空気に影響を与える要素があるかもしれませんが、これらについてはまだ十分に調査されていないようです。

　薪ストーブを使用する際には、ストーブの誤作動による一酸化炭素中毒や他の危険な燃焼ガス、粒子状物質の吸入リスクに注意が必要です。これらを防ぐための最善の対策は、ストーブの適切な使用と定期的なメンテナンスです。煙や異臭は嗅覚によって検出可能ですが、一酸化炭素のように無臭で致命的なガスもあり得るため、十分に注意しましょう。また、サウナストーブやストーンから発生する電荷を帯びた原子や分子、塩や他の結晶が溶解することで生じるイオンの効果について、それらが有害か無害かについては、他のイオンに関する研究を含めても、明確な結論はまだ出ていません。

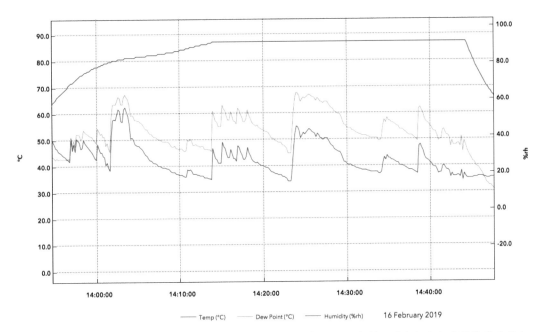

図93. ロウリュが相対湿度と露点に与える影響を示したグラフ。これはヘルシンキにある公衆サウナ「Helsinginkatu Urheihalli」で記録されたものです。

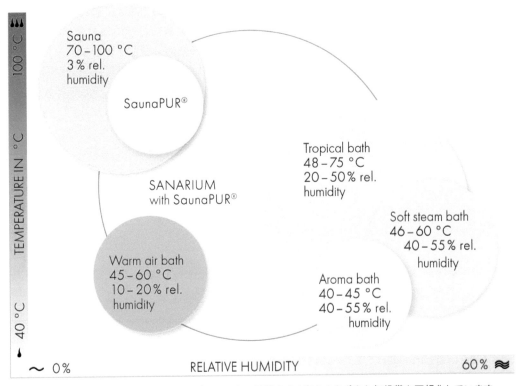

図94. このKLAFS SANARIUMの図は、バスルームの特徴をよく表すさまざまな気候帯を可視化しています。

フィンランドのサウナは乾式か、湿式か

　　フィンランドのサウナが乾燥しているか湿っているかについて疑問に思うことがあるかもしれませんが、その答えは両方です。実際、サウナが乾燥しているのか湿っているのかは、露点温度が重要な役割を果たします。さらに、サウナの初期温度と蒸気の量によっても異なりますが、高温の空気はサウナの空間をより乾燥させる傾向にあります。

　　さらに、サウナで使用される材料や水には、高温に耐えうるはずのコーティングから発生する化学物質、ストーンに含まれる不適切なアスベスト、合板から放出されるホルムアルデヒドなど、有害物質が含まれている場合があります。これらには、プラスチックのように嗅覚で感知できるものもあれば、アスベストのように目に見えないものも存在します。また、ロウリュ用の水にビールなどを混ぜる場合がありますが、熱したストーンに接触すると、有害な化合物が発生する可能性があり、空気に悪影響を与える恐れがあります。

　　これらの問題は、適切な空気循環を通じて事前の予防と対策が可能です。そのため、フレッシュエアーを取り入れ、サウナ内の不要な空気や成分を効果的に排出するシステムの導入を推奨します。

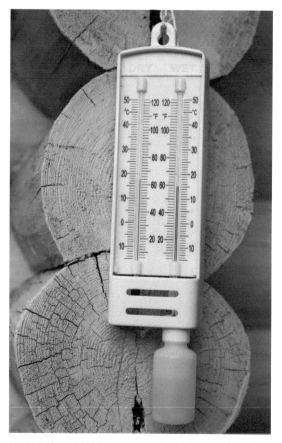

図95.湿度を測定する方法の一つに、水蒸気の影響を考慮した湿球温度を用いる方法があります。相対湿度が100%未満の場合、湿球温度は乾球温度よりも低くなります。ただし、写真の装置はサウナの環境には適していません。

フレッシュエアーを取り入れる方法

　サウナでは単に換気を行うだけでは不十分であり、フレッシュエアーを取り込み、古い空気を排出する必要があります。これは一見単純なようですが、すべてのサウナで実践されているわけではありません。換気を行うこと自体以上に、空気の流れを構築することの方がはるかに難しいのです。

　フィンランドでは、過去70年にわたってサウナの換気条件が変化してきました。現在、サウナは建物の居住空間と同様に扱われており、フィンランドの規制では1名あたり毎秒6ℓの換気が必要とされています。サウナを設計する際には、この規制に基づいて最大収容人数を考慮する必要があります。

　たとえば、4名用のサウナには毎分1,440ℓの空気が必要です。これを1時間あたりの空気交換率で考えると、3回〜6回の空気交換が必要とされます。ただし、この計算は空気の循環を考慮していません。フレッシュエアーをすぐに排出するのではなく、古い空気だけを外へ排出することが重要です。さらに重要なのは、フレッシュエアーは常に冷たく、サウナ室内のどの空気よりも冷たいという事実です。屋外から取り入れられる冷たいフレッシュエアーは温められ、気球のように上昇します。上昇したフレッシュエアーは、サウナ室内の分断された空気層の間で循環しなければなりません。しかし、この循環がうまく機能しない場合、フレッシュエアーは下層に留まり、サウナ室全体に行き届かなくなります。

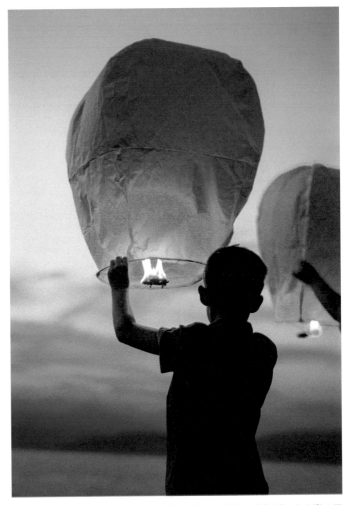

図96. 熱気が風船を浮かせるのと同じように、高温の空気がサウナ室の天井に溜まっていきます。提供元：Pixabay

サウナで空気の循環が困難になるのは、空気層が分断されるためです。サウナ内の熱い空気は自然に上昇し、冷たい空気は下層に留まります。その結果、サウナでは上下層で最大60℃の温度差が生じ、室内に異なる空気層が形成されます。これは、気球が地上から上昇する原理に似ています。気球内の熱い空気は屋外の空気よりも軽く、そのため気球が上昇するという仕組みです。また、第3章の冒頭で述べたように、熱の対流と熱伝導の原理はサウナを温める上で欠かせませんが、これらの過程は換気と連動しています。

　この問題に対処するためには、換気だけでなく、サウナ室内で空気を積極的に動かす方法を探る必要があります。たとえば、換気扇や扇風機をサウナストーブの上に設置し、プロペラを用いて自然対流を制御するという方法が考えられます。しかし、筆者の経験上、この方法だけでは十分な効果が得られないことが多いため、強制対流を促進する機器の導入を検討する方がよいでしょう。

　エストニアのストーブメーカー、Saunumが開発した対流式ストーブは、天井近くの熱い空気とロウリュを吸い込み、壁に組み込まれた管を通して床に排出します（参照：図98）。このストーブは天井から熱い空気を引き込み、温かく湿った空気を床に排出することで均一な温度を実現し、サウナ室内の空気層の分断を軽減します（参照：図97）。また、この仕組みにより車椅子ユーザーも床の高さでサウナを楽しむことが可能になりました。しかし、対流式ストーブの導入には慎重な設計と機材の調整が必要であり、フィンランドではまだ普及が少なく、一般的なサウナと比べると導入例はまれです。

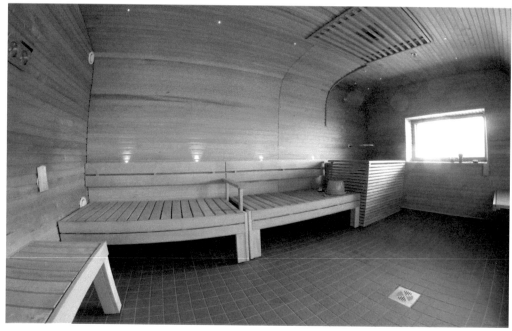

図97. ヘルシンキにあるフィンランド身体障害者協会の対流式サウナは、一般的な木製ベンチに置き換えられている点を除けば、ほぼ通常のサウナと同じような外観をしています。

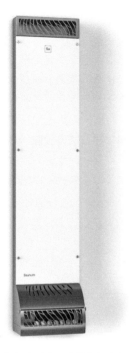
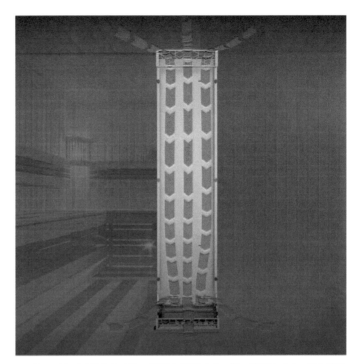

図98.AirSolo としても知られる Saunum Base は、天井からの熱い空気を循環させ、床へ排出します。この図は、Saunum が層状化の効果を逆転させる仕組みを示しています。

　一方、空気循環を最適化することがエネルギーの損失を引き起こし、結果としてより多くのエネルギーを消費してしまう恐れがあります。そのためには、天井近くにある最も熱い空気が外に逃げないようにしましょう。サウナに換気口がある場合、使用中はその開閉を最小限に抑えるか、完全に閉めます。また、サウナの設定温度を全体的に下げることも有効な対策の一つです。後述する機械換気では、熱交換器を使用してエネルギーの損失を減らすことができます。ただし、サウナ特有の高温多湿な空気には適さない場合があり、その際は効果が限定的になる可能性があります。

サウナの主な換気方式

　サウナの換気方式には、機械換気と自然換気があります。機械換気では、動力を用いた換気設備がサウナ室内にフレッシュエアーを送り込み、古い空気は外部に排出されます。対照的に、自然換気では風や重力などの物理法則を利用して、空気の流れが自然に生成されます。換気方式の選択は、サウナを設置する状況や環境に応じて異なります。電気ストーブを使用する場合や、既存の建物に空調制御システムが設置されている場合には、一般的に機械換気が採用されます。一方、屋外のサウナでは自然換気が推奨されます。

　機械換気には、空気の排出を機械化し、フレッシュエアーを取り込むために負圧を生成する方法も含まれます。この方法は効率性と安全性の面で利点がありますが、欠点も存在しま

す（参照：表9）。フィンランド国立技術研究センター（VTT）は1990年代に機械換気に関する研究を行いましたが、自然換気についての同様の研究はまだありません。

　また、サウナストーブの種類は換気方式に影響を与えます。東フィンランド大学の研究によると、1kgの乾燥木材を燃やすためには約10m³の空気が必要であり、薪ストーブは大量の空気を消費します。連続燃焼の場合、必要とされる空気の量はさらに増加し、これが一般的な家庭用空調制御システムでの対応を困難にすることがあります。室内の負圧や不規則な流れが発生する可能性があるため、空気が自由に流れるための特別な開口部の設置が必要です。サウナを設計する際、地域の規制内容を確認することが重要です。フィンランドでは、建物の換気システムに準拠した屋内のサウナが多くみられますが、屋外のサウナでは規制が緩和されることがあります。

	一体型サウナ	サウナ小屋	公衆サウナ	移動式サウナ
推奨される換気方式	機械換気	自然換気	機械換気	自然換気
実装可能な換気方式	自然換気	機械換気	自然換気	機械換気

表8. サウナの形状に応じて、推奨される換気方式は異なります。

	給排気ともに機械換気	排気のみ機械換気	自然換気
メリット	研究に基づく独自設計により、一貫した性能を発揮できる	空気の流れが計算しやすく、効率的な設計が可能	動作音が静かで、耐久性が高いため、メンテナンスの必要性が低い
デメリット	騒音やエネルギー消費、電力依存に対する懸念があり、追加設備と運用コストが増加する可能性が考えられる	エネルギー効率と電力依存の懸念があり、真空状態となる恐れがある	性能が環境条件に左右されるため予測が困難であり、給排気口の設置位置に特別な工夫が求められる

表9. 換気方式ごとのメリットとデメリット。

機械換気の仕組み

　機械換気は屋外の空気を屋内に取り込み、熱交換器、ダクト、ダンパー、ファンなどの設備を通じて空気を循環させ、古い空気を室外に排出する方式です。フィンランドでは、すべての一戸建て住宅にこのような換気システムが導入されています。機械換気の場合、給気口はサウナストーブの上側、50cmの高さに設置します。これにより、新鮮な空気がストーブの上から効率的に流れ込むようになります。

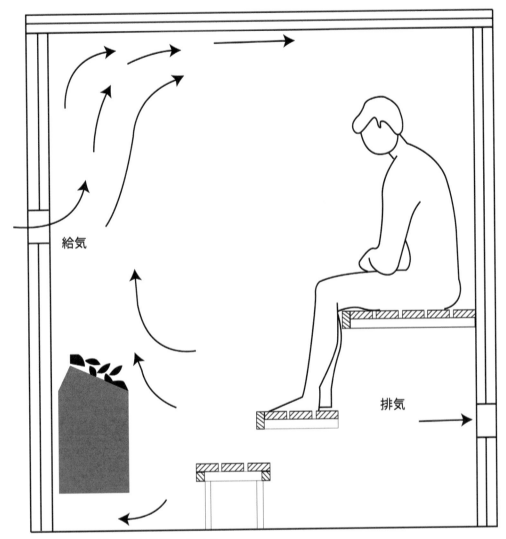

図99.VTT が推奨する機械換気のプロセス。

　排気口は、ベンチの足元よりも下に設置することが推奨されています。さらに、湿った空気を排出するための開閉式の換気口を備えることが一般的です。この換気口は、サウナ使用後は開けておき、使用する前には閉じるようにします。VTT による研究（Äikäs & Holmberg, 1992）は、小さなサウナ小屋における実験を文書化し、均一な温度分布を達成するための給気口と排気口の最適な配置を示しています。この研究によると、適切な換気口の配置がサウナの空気と温度分布に大きな影響を与えることが明らかになっています。

空調技術者にとって、機械換気の実装は比較的容易です。ただし、サウナ室が一つの換気口で運用するには大きすぎる場合や、面積が3㎡未満で小さすぎる場合は、機械換気の実装が困難になります。また、排気口に特別な設計を施した「サウナダクト」を 設置することがあります。これはサウナの壁面にある木製パネルの背後に設置されるダクトで、伸縮可能な構造であり、天井から床面まで延長することが可能です。このサウナダクトを電子機器で制御することで、サウナの使用状況に応じた最適な換気量を柔軟に調整することができ、これによりサウナ体験の質が向上します。建物全体が空調制御システムによって管理されている場合、このような取り組みは実現が難しい場合がありますが、可能であれば試みる価値があります。フィンランドでは換気に関する規制は設けられていますが、サウナの空気循環に関する具体的な指針は示されていません。そのため、サウナの使用状況に基づいて換気量を調整できる余地があります。

自然換気の仕組み

自然換気は屋外環境に大きく影響されるため、より適切な設計が必要です。激しい嵐などの外部環境の変化は、空気の流れを変え、サウナ内で空気が逆流する可能性があります。対策として、調整可能な換気口やハッチの設置が欠かせません。たとえば、湖畔にあるサウナ小屋では、嵐の方向に応じて、一方の壁の換気口を閉じ、もう一方を開けることで、空気の流れを調整しています。機械換気の場合、ストーブの直上にフレッシュエアーを供給する給気口を配置することが、空気の循環を促進するとされていますが、自然換気の際には、この

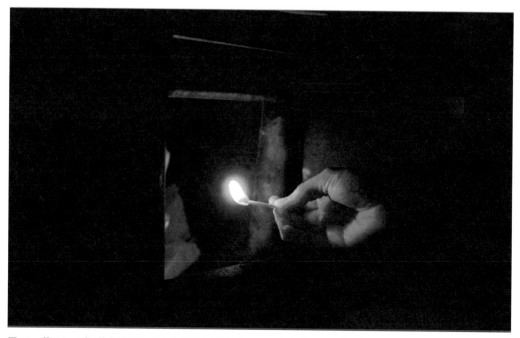

図100. 薪ストーブの換気力を実感する最初の瞬間は、マッチに火をつけた際、炎が火室の方向へと曲がる様子を目にしたときです。これは、ストーブ内に生じる初期段階の吸引力による現象です。

給気口が排気口として機能しないように注意が必要です。このような重力と物理の法則は、長年にわたりフィンランドサウナにおける換気の基本原理を示してきました。

電気ストーブで自然換気を実装するには

　電気ストーブに自然換気を取り入れる際には、より多くの工夫が必要です。設置場所によって適切な換気方法が異なる電気ストーブでは、屋内に設置する場合、フレッシュエアーへの直接的なアクセスが困難となり、選択できる換気の方法が限定されます。一方で、屋外に設置する場合は、薪ストーブ向けの換気方法をいくつか検討することが可能です。クロスベンチレーションは、ストーブの下に給気口を設け、その反対側の壁面上部に調節可能な排気口を備える手法です。ストーブから生じる対流により、熱と湿気が自然に屋外へ押し出され、ストーブの下からフレッシュエアーが流入し、空気の循環が効果的に促されるようになります。ただし、この手法が機能するかどうかは、ストーブの種類や仕様に依存します。

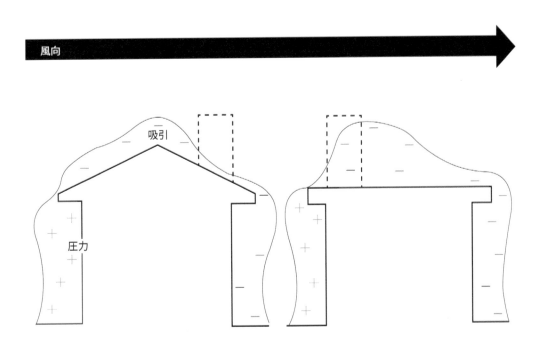

図101. 風は自然換気と薪ストーブにおける空気の流れに影響を与えます。設計時には、風の主要な方向を考慮し、煙突と換気口を風下側、つまり負圧側に配置する必要があります。参照元：Burger & Konya 改変版（1973）

フィンランドサウナ協会が所有するスモークサウナはすべて自然換気方式で、利用者に特別な体験をもたらします。

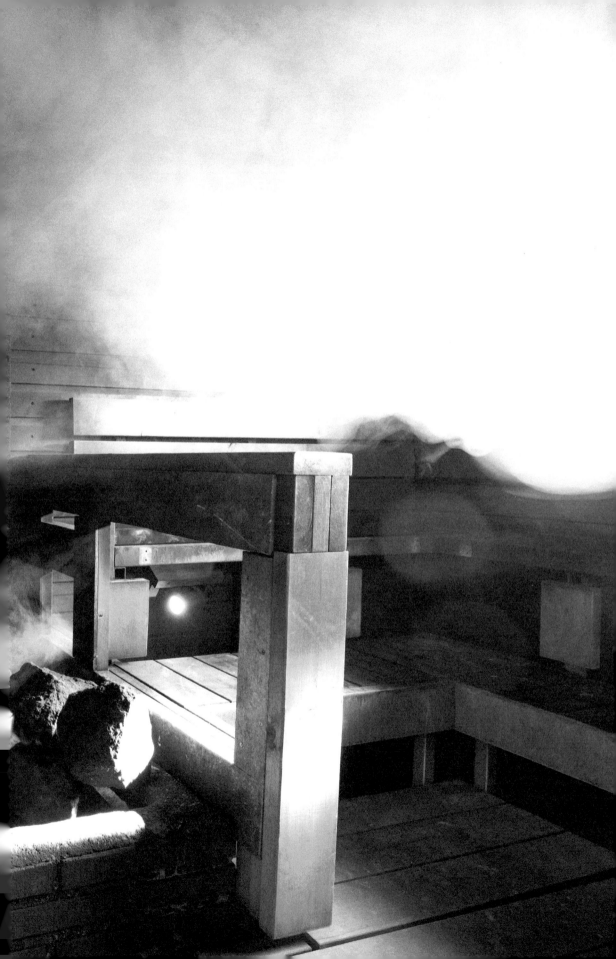

薪ストーブで自然換気を実装するには

　薪ストーブでは屋外における自然換気が一般的ですが、屋内に薪ストーブが設置されている場合は、フレッシュエアーを取り入れる方法がより複雑になります。以下に示すのは屋外からフレッシュエアーを取り入れるために実証された方法です。

　　１．床下からの給気：床を半開放式にして、木製の床板の間に約10mmの隙間を設け、屋外から空気を取り入れる
　　２．床の高さからの給気：床に隙間がない場合でも、床から非常に近い高さに通気口を設置し、複数の方向に調節可能な排気口を設置する
　　３．ダクトを利用した給気：ストーブの上側または横にダクトを設置して、空気を取り入れる

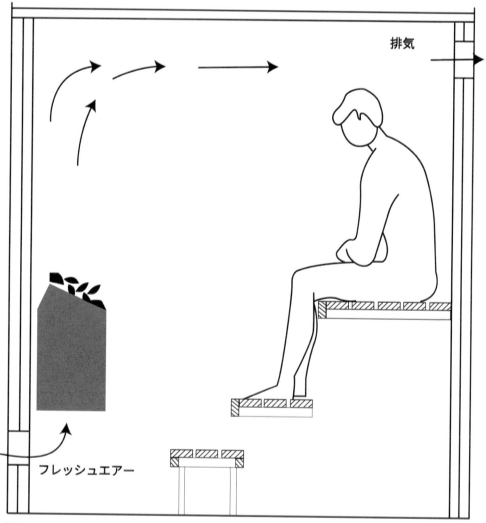

図102. クロスベンチレーションのプロセス。

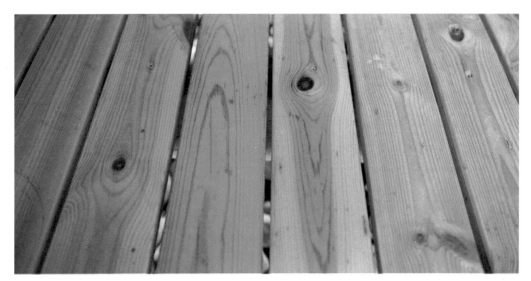

図103. 半開放式の床構造では、頑丈な木の床板の間に意図的に隙間を設けています。床の隙間から地面が見えることよりも、広々とした開放的な空間であることが重要です。

　1つ目の方法は、床を半開放式のすのこ板構造にすることで、空気の流れが床全体に均等に行き渡るようにすることです（参照：図103）。この構造を実現するには、サウナ小屋が柱上に設置されていることが必要です。サウナで水を使用する場合、排水の問題が生じるため、必要に応じて床下にプールタイプの容器を設置し、水漏れを受け止める対策を施します。ロシアのバーニャでは、コンクリートの基礎の上に床板を設置し、建物を人工的に持ち上げています。木製の隙間を設ける代わりに、床と壁の間に約15mm以上の隙間を設ける方法もあります。この設計により、水が自由に流れ込んでも、構造的な損傷を引き起こさないようになっています。

　2つ目の方法は、床に近い位置に複数の通気口を設置することです。この方法は、サウナが平らな基礎の上に建てられている場合や、サウナ室の壁が建物の外壁である場合にも実装可能です。中型のサウナにおける排気口の面積は約600cm²で、これは靴箱ほどの大きさに相当します。これらの排気口は、天候にかかわらず適切な換気量を実現できるよう、手動で調整可能でなければなりません。

　これらの方法は、ロウリュの仕組みを活用して、空気の循環を部分的に促進する点において共通しています。サウナストーンに水をかけると、水分が気化し、1ℓの液体が1,000ℓ以上の気体に変わり体積が増加し、サウナ内は一時的に過圧状態になります。この時、室内の空気が急速に外へ押し出され、その後数秒以内に再び空気が吸い込まれます。このような気圧の変化は、耳の鼓膜で感じることが可能です。また、サウナのドアが完全に閉まっていなければ、ドアが突然開く原因にもなります。

　さらに、サウナストーブの熱は冷たい空気を上昇させ室内の空気を循環させる効果があります。効果的な循環を実現するためには、床の高さに設置された排気口の面積が十分確保されていることが必要です。屋内サウナの場合は、ドアの下を約20cmアンダーカットすることで隣接する部屋へ空気が流れ、換気が促されるようになります。

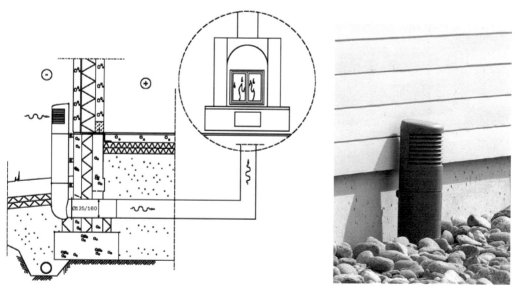

図104. フィンランドのVILPE社製のRossは、サウナ室内外を接続するエアダクトで、外部からは見えないように地下に設置されています。

　3つ目の方法は、サウナ室に冷たいフレッシュエアーを送るために、建物の地下に設置されたエアダクトを活用することです。屋外および屋内のどちらにも実装可能で、建物の基礎と同時に構築する必要があります。ダクトを効果的に機能させるためには、建物の外側にあるダクトの出口を内側の入口よりも最低1m高く設置します。これにより、自然の重力を利用してサウナに冷たい空気が供給されます。しかし、フレッシュエアーがサウナの床に滞留する可能性があるため、冷気を上昇させるための追加の工夫が必要です（参照：図105）。具体的には、ダクトをストーブの近くまで金属製のパイプで延長し、ストーブの輻射熱で空気を温めることにより、上向きの推力を生み出します。

　3つ目の方法は、サウナ室に冷たいフレッシュエアーを送るために、建物の地下に設置されたエアダクトを活用することです。屋外および屋内のどちらにも実装可能で、建物の基礎と同時に構築する必要があります。ダクトを効果的に機能させるためには、建物の外側にあるダクトの出口を内側の入口よりも最低1m高く設置します。これにより、自然の重力を利用してサウナに冷たい空気が供給されます。しかし、フレッシュエアーがサウナの床に滞留する可能性があるため、冷気を

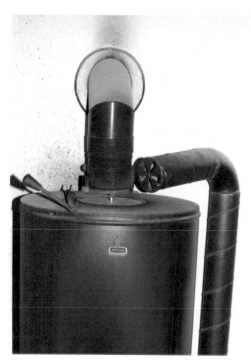

図105. ストーブの上側に、エアダクトを設置することが推奨されます。

上昇させるための追加の工夫が必要です（参照：図105）。具体的には、ダクトをストーブの近くまで金属製のパイプで延長し、ストーブの輻射熱で空気を温めることにより、上向きの推力を生み出します。これにより、フレッシュエアーがサウナ内の高い位置まで押し上げられ、空気を効果的に循環させます。ダクトの断面積は最低でも80cm²が必要であり、直径10cmのパイプを使用することができます。しかし、このパイプを人の視線から隠すのは難しい場合があります。

　ウント・シーカネン教授が設計したサウナ小屋は、空気の循環を促進する独創的な仕組みを採用しています。具体的には、建物の外壁とレンガ壁の間に通風効果を設け、フレッシュエアーが建物の下から上へと持ち上げられ、サウナ室内の空気が効果的に循環するようになっています。この仕組みが機能するためには、薪ストーブを持続的に燃焼させ、フレッシュエアーを吸引するための十分な推進力を生み出す必要があります。

　ここまで3つの方法を紹介しましたが、実際には、自然換気における排気は薪ストーブの煙突を通じて行われるのが一般的です。薪ストーブは床の近くに設置され、排気は効果的に行われます。しかし、薪ストーブがベンチから離れた場所に設置されている場合は、安定した排気を確保するために別の煙突を設置する必要があることがあります。排気口が薪ストー

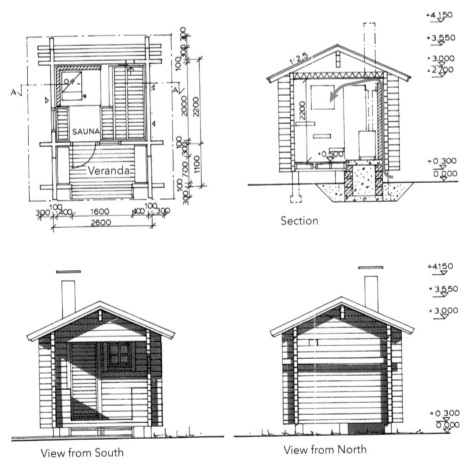

図106. ウント・シーカネン教授によるサウナ小屋の図面と、青いマーカーで示されたフレッシュエアーの導入計画。

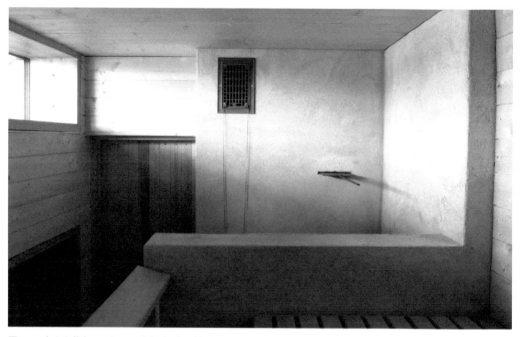

図107. 大きな換気口がレンガ製の煙突に接続されています。写真提供：Livady Architect

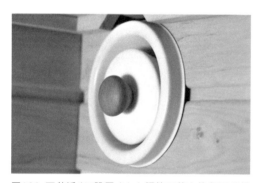

図108. 天井近くに設置された調節可能な換気口は排気に理想的で、サウナの使用時に都度操作する必要があります。

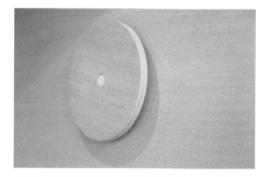

図109. 換気口は通常、見栄えが良くないことが多いですが、必ずしもそうである必要はありません。例えば、Cariitti社のTAIVEのように木で覆われた換気口も存在します。

ブの煙突の隣に設置された場合、空気は自然に温まり、上昇気流が発生し、空気が効果的に排出されます。この煙突には、床と天井に調節可能な開口部を設けるとよいでしょう。

　レンガ製の煙突がある場合は、複数の煙突を設置し、そのうちの一つをサウナの排気専用とします。蓄熱型、単一燃焼型、トンネル型の薪ストーブを使用する際には、自動的な排気促進の仕組みが存在しないため、排気の計画には慎重に検討しましょう。この場合、天井近くに換気口を設置して自然換気を促進する方法も考えられます。この換気口は、サウナを温めた後の乾燥用途だけでなく、必要に応じて入浴中の換気を調整する目的でも使われます。

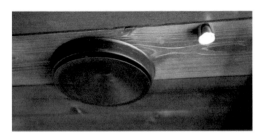

図110.フレッシュエアーの換気口は、天井に設置する
ことができ、常に開放されています。

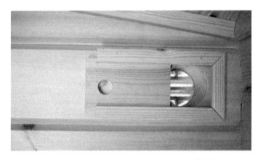

図112.伝統的なサウナ小屋の換気口は木製で、壁を
直接貫通して外部に通じる換気口を開けるようになっ
ています。木材は、内装の他の部分と一緒に仕上げる
ことができます。

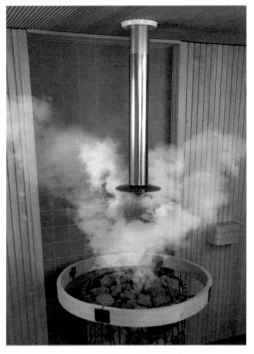

図111.VeskuAirは、空気の流れを改善するフィンラン
ドの革新的な製品です。流入するフレッシュエアーをス
トーブの近くまで導き、さらにロウリュが空気の流れを
妨げないようにする独自の仕組みを採用しています。写
真提供：ヴェサ・レスキセノヤ

Read More

Printed Books and Scientific Publications

Alexander et al., 2013
Graeffe et al., 1976
Nore et al., 2015
Perez et al., 2013
RT, 2017
Tissari et al., 2019
Vuolle-Apiala, 2016
Zeich et al., 2015
Äikäs & Holmberg, 1992

Internet Sources

www.klafs.com/sanarium- with-saunapur.html
    KLAF's SANARIUM sauna climate system
saunum.com/ Saunum air circulation systems for
    convection sauna
cris.vtt.fi/en/publications/ temperature-and-
    ventilation-of-the-finnish-sauna
who.int/news-room/fact-sheets/detail/ambient-
    (outdoor)-air-quality-and-health

5.
サウナの内装

　サウナに一歩足を踏み入れると、そこには作り手の情熱とこだわりが宿っています。丹念な手作業で作られた内装は、細部に至るまで職人の技が光り、温もりと香りに満ちた木材が私たちを包み込みます。天井の形状は、ロウリュ体験を最大限に引き出すために設計されており、スプルースで丁寧に組み立てられたベンチに座ると、その快適さに思わず目を見張ることでしょう。木材だけでなく、さまざまな素材が使われており、それぞれが独自の魅力を放っています。

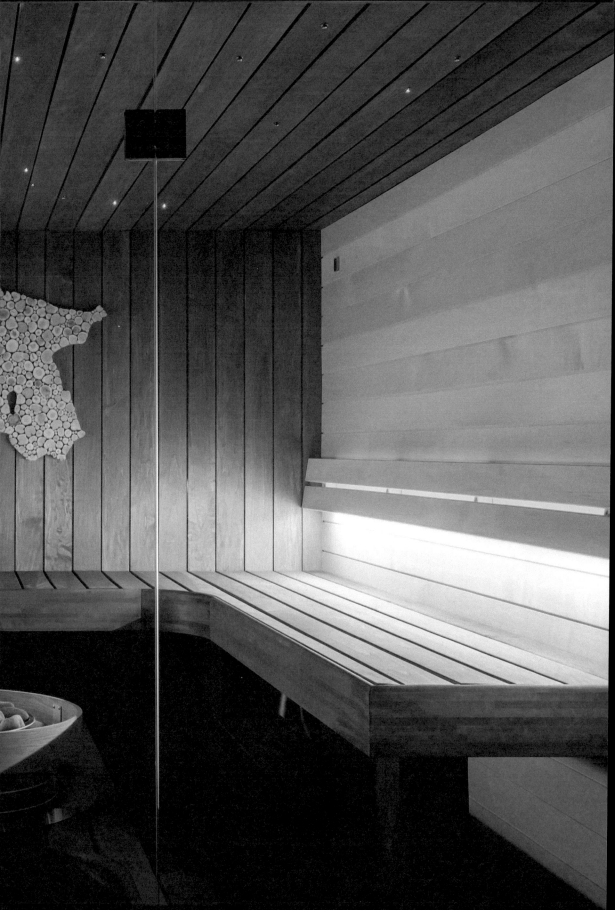

サウナの内装は、見た目だけでなく、快適なロウリュ体験の提供や利便性においても大きな役割を果たします。サウナの内装に欠かせない要素を、優先度順に列挙しましょう。

1．天井
2．ベンチ
3．内部材料と処理
4．壁
5．床
6．ドア
7．窓
8．照明
9．安全設備

　本書ではサウナ設計の体験的な面に焦点を当てており、サウナ体験に直接影響がないとされる断熱や防湿層の構築方法には詳しく触れませんが、追って簡単に解説します（参照：P159）。サウナの適切な断熱は熱効率を高めるものであり、断熱を追加する際には防湿層の設置も欠かせません。この防湿層は、サウナ室からの湿気流出を防ぐ効果があります。フィンランドでは、サウナ室のような湿気の多い部屋に関して、断熱と建築に関する厳格な規制

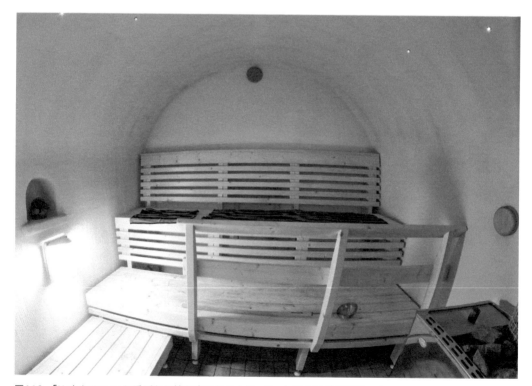

図113.「Holvisauna」と呼ばれる地下室のサウナは、ドーム型の天井が特徴です.

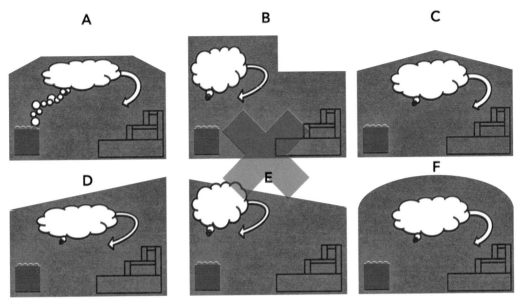

図114. 推奨される天井の形（A、C、D、F）と避けるべき天井の形（B、E）を図にしました。

が存在します。他の国にも独自の規制があるかもしれませんが、規制の有無に関わらず物理法則は変わらず、サウナの熱と湿気の流出を無視することはできません。簡易的なサウナ小屋の場合、天井と壁に最低限の断熱が施されていれば十分ですが、熱効率の高いサウナではより密閉性の高い構造が必要です。サウナ室の壁などから日光が差し込む場合、それは断熱不良を示唆しています。

天井の設計

　サウナ設計において、しばしば見落とされがちな天井は、実は非常に重要な役割を果たしています。サウナ内で発生した蒸気は、サウナストーブから上昇し、天井に触れた後、空間の最も高いところに向かって拡散します。このプロセスにより、蒸気はまずストーブから離れた場所に座っている人々に届き、その後、ストーブの近くにいる人々に向かって降り注ぎます。このように、サウナ内での蒸気の流れは天井の設計によって大きく影響を受けます。蒸気は偏りがなく、遅れることなく、利用者に均一に届けることが大切です。この理解をもとに天井を設計することで、蒸気の流れを効果的に制御し、良質なロウリュ体験を実現できます（参照：図115）。

　蒸気を効果的に分散させるためには、天井の適切な形状が重要です。ドーム型や半ドーム型の天井は、蒸気の流れを遅らせる角やコーナーが存在しないため、理想的な選択肢となります（参照：図114）。また、腰折れ屋根（マンサード・ギャンブレル）もドーム型の形状に近く、鋭角のコーナーがないため、蒸気を効果的に循環させることができます。

　平らな天井は、建築の容易さから多くのサウナで採用されていますが、蒸気がコーナーに

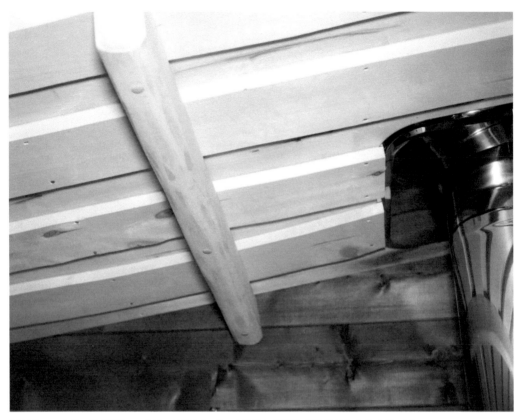

図115．ロウリュガイドは、ロウリュの流れに沿って天井に垂直に取り付けられた木片です。

滞留してしまうリスクがあります。一方で、傾斜型の天井は、適切な方向に傾斜が設けられている場合、ベンチやストーブの配置と連携して効果的に機能することがあります。しかし、誤った方向に傾斜がつけられた場合、蒸気の流れが利用者から離れてしまいます。他にも、不均等な形状の天井や広いベンチ構造を持つサウナは、蒸気の流れに影響を与えるため、一般的には推奨されません。

　既設の天井で蒸気の流れが上手く機能していない場合、一つの解決策として、約12cm×約5cmのサイズの垂れ壁を天井に取り付けることを推奨します。これにより、蒸気の流れが適度に緩やかになり、熱の感じ方も和らげることができます。平らな天井の場合は、天井と壁の角に約20cm幅の板を設置することで、蒸気の動きを制御することができます。

　サウナの屋根材選びも重要です。屋根材や天井と屋根の間に使用される断熱材については、雨風の音がサウナ室内に響きにくい、騒音を抑えたものを選び、さらに耐久性と快適さのバランスが取れた材料を選びましょう。筆者が自身のサウナ小屋で金属ではなくアスファルトシングルを選んだ理由も、こうした配慮に基づくものです。金属は他の材料に比べて耐久性が高く、メンテナンスの必要性が少ない上、わずかに火災安全性も向上します。一方、粘土タイルも耐久性はありますが、定期的なメンテナンスが必要となります。他にも、エストニアの伝統的なサウナでは干し草の屋根が使用されていますが、薪ストーブと組み合わせると火災リスクを高める恐れがあります（参照：P166）。

ベンチの設計

　サウナのベンチは、天井の設計と切っても切り離せない関係にあります。これは、熱い蒸気が天井に向かって上昇する自然法則に基づいており、その恩恵を受けるためには高い位置に座る必要があるためです。フィンランドでは、この目的を反映したさまざまな形のベンチが設計されてきました。ベンチの設計にはレイアウト、寸法、材料などに関する明確なルールが存在します。また、他の建築計画との整合性を図る場合、ベンチの構造が複雑になることもあります。

　ベンチの設計にあたっては、利用者のニーズを最優先に考慮することが出発点です。サウナを利用する人数、座るか横になるかの体勢、さまざまな高さでの座位、アウフグースやウィスキングなどの特別なプログラムの実施可否など、これらの要素は設計そのものに大きな影響を及ぼします。

　筆者が特に推奨するのは、利用者が異なる体勢や座る場所を自由に試せるよう、十分なスペースを確保することです。横になってサウナを楽しむことは、一部の利用者にとって新鮮な体験になるかもしれません。この姿勢は、全身に熱と蒸気を均等に分配し、血管を拡張させます。重力の作用により、通常は下肢に集中する血液や酸素が脳にも流れ、熱から頭部を保護する効果も期待できます。ただし、立ち上がる際にめまいを感じやすい方や心血管系に問題を抱える方は、血圧の急激な変動によって気絶するリスクがあるため、自分に合った姿勢を事前に確認することが重要です。

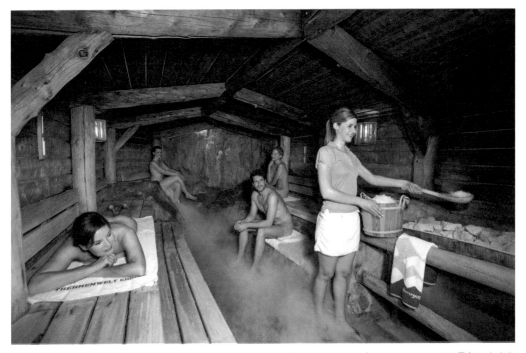

図116. ドイツの伝統では、横になってサウナを楽しむことが好まれます。一方、フィンランドでは長年にわたり、ベンチを上下段に分けることが適切であると考えられてきました。写真提供：Therme Erding

ベンチの適切な計測と寸法

　第3章で紹介したロウリュの法則と、第4章で取り上げた空気の流れは、ベンチの設計においても考慮すべき重要な要素です。フィンランドの伝統では、座るための上段ベンチと足を置くための下段ベンチの二層構造が一般的であり、垂直方向の寸法が最も重要です。上段のベンチは下段よりも約40cm～45cm高く設定されており、これは人間工学に基づいて設計されています。フィンランドでは、人間工学に基づいた歩行を考慮した計算式を用いて、これらの寸法を決定しています。

（2 × 踏み段の高さ）＋（1 × 踏み板）＝ 66cm

　たとえば、15cmの高さの踏み段には、36cmの長さの踏み板が理想的です。しかし、サウナにこのような長さの踏み板を設置するには困難な場合があります。この問題を解決するために、ステップを交互に配置し、利用者がベンチを容易に昇降できる設計方法を検討します。大型のサウナにおいては、3段以上のベンチを設置することがあります。この場合、各段の高さには、約45cmの高低差を設けるのが一般的です。しかし、45cmという高さは、一般的な階段に比べて高く、通常の踏み段の高さは15cm～30cmの範囲であるとされています。さらに、踏み板の奥行きや階段の幅など、水平方向の寸法も重要です。3段以上のベンチが設置されている場合、踏み段を追加し、各段を22.5cmなどの合理的な高さに調整することを推奨します。

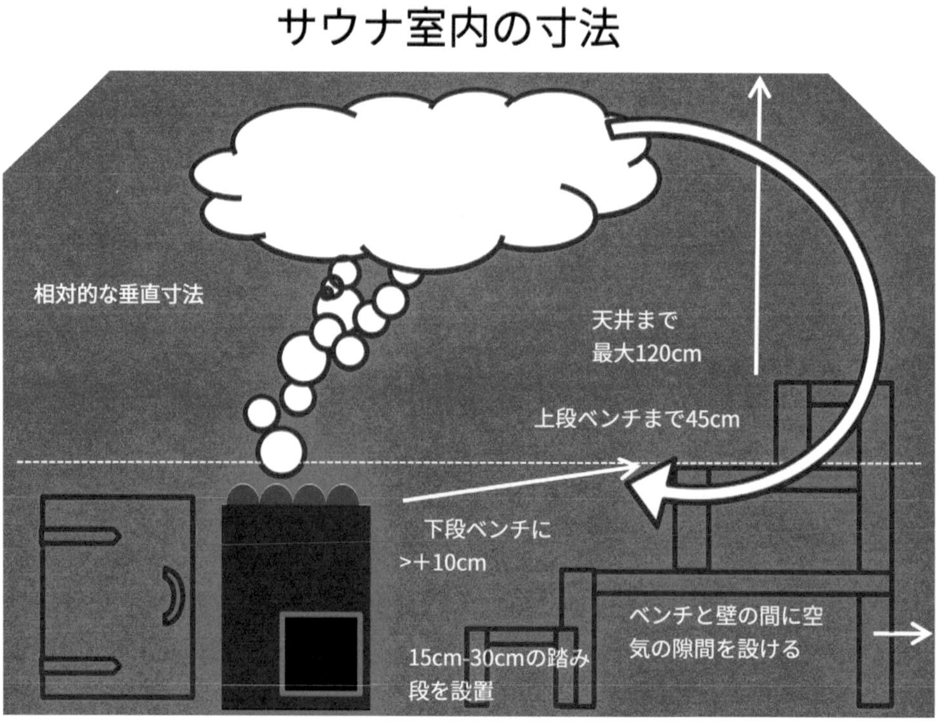

サウナ室内の寸法

相対的な垂直寸法

天井まで
最大120cm

上段ベンチまで45cm

下段ベンチに
>＋10cm

15cm-30cmの踏み
段を設置

ベンチと壁の間に空
気の隙間を設ける

図117．ベンチと踏み段の垂直方向の寸法を示した図解。

上段のベンチの位置は天井の設計との兼ね合いで決まりますが、理想は100cm〜120cmの間、可能であれば120cmが望ましいでしょう。これは、フィンランドの成人の座高が身長の約50%であるという事実に基づいており、98%の人が100cm〜120cmの高さに適合しています。フィンランド人は国際的に見ても背が低いわけではないため、背の高い人々を収容するために、120cmを超える寸法が必要な場合はほとんどありません。

　また、120cmは適切なロウリュを実現できる高さであり、120cm以上になると、エネルギーの無駄遣いが増え、ロウリュの効果が減少する可能性があります。ロシアのバーニャでは、ウィスキングを行うスタッフが立って施術できるよう、足元よりもかなり高い位置に空間が設けられ、上段のベンチから少なくとも180cm以上の高さに天井があり、ウィスクを動かすことで、柔らかい蒸気をゆったりと下方へ導きます。

　ベンチの水平方向の寸法も、人間工学に基づいて決定されています（参照：表10）。この寸法は、フィンランド人のパーソナルスペースに対する見解が反映されており、フィンランド人は公共の場では他人と一定の距離を保つことを好む一方で、サウナの環境ではこの傾向が変化します。サウナでは、見知らぬ人であっても近い距離で座ることが容認され、この文化的な特徴がサウナの空間設計や座席の配置に反映されています。ここで推奨される座席の幅は60cmで、これはビジネスクラスの航空機の座席よりも広いものであり、アジアとアメリカにおける快適さの基準の中間に位置します。また、ベンチの奥行きは標準で60cmですが、足を伸ばして座る場合には90cmが望ましいとされています。また、人が横になる場合に必要な幅は180cm〜200cmであり、最低でも60cmの奥行きを持つ快適なベッドサイズが理想的です。

　寸法に関する考え方を改めて整理してみましょう。たとえば、大人4名が利用するサウナ小屋を設計する場合、240cmの幅を持つベンチが必要になります。さらに、大人2名が仰向けで横になることを想定した場合、二層構造のベンチで各180cm、合計で360cmの幅が必要になります。この配置を実現するためには、各階層に240cmの幅と60cmの奥行きを

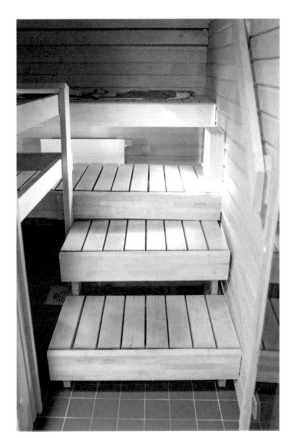

図118. フィンランドの住宅で一般的な、4㎡の電気サウナにおけるベンチ構造の例です。下段から順に約+25cm、次の段は+25cm、その次の段は+15cm、最上段は+40cmで、これにより最上段のベンチは床から合計で105cmの高さになります。小さなサウナでは、最下段のベンチは掃除を容易にするために、簡単に取り外せる移動式のスツールが設けられていることが一般的です。

持つベンチの設置が求められます。また、ロウリュの法則に基づき、ベンチの設計が適切かどうかを判断する必要があります。まず、足元のベンチが天井から145cm以下に位置していることを確認します。次に、サウナストーブの高さをチェックし、安全を確保するために、最低でも10cm、20cmの余裕を持たせます。ロウリュの法則に従った設計が理想的ですが、もし実現が難しい場合は、以下の選択肢を検討してください。これらの選択肢が実現困難な場合は、第4章で解説されている空気層の問題を、対流式ストーブを導入することなどによって改善しましょう。

- 天井を高くすることは可能か
- ストーブの設置位置を下げることは可能か
- より背の低いストーブを選択することは可能か

ベンチのレイアウトと安全性

　ベンチの寸法を理解した上で、次に考慮すべきはこれらの要件を満たす適切なレイアウトの設計です。レイアウトはベンチを真上から見下ろす形で、平面図で捉えた視点に基づき決定されます。一般的な大きさのサウナに適用されるレイアウトがいくつか存在します。

項目	寸法
最上段のベンチから天井までの高さ	100cm～120cm
ベンチの高さ	40cm～45cm
踏み板の高さ（段の高さ）	30cm～35cm
踏み板の奥行き（踏面）	25cm～35cm
1人あたりのベンチの幅	60cm
足を置くために必要なスペース	～30cm
座った時のベンチの奥行き	45cm～60cm
足を上げた時のベンチの奥行き	80cm～90cm
仰向けに寝た時のベンチの幅と奥行き	180cm～200 cm

表10. ベンチの各部位で推奨される水平方向の寸法。

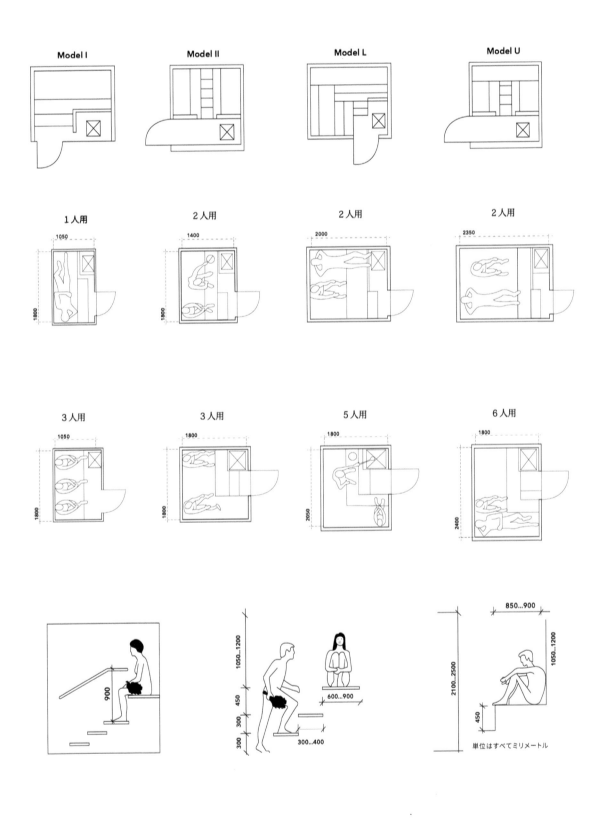

図119．著者と参考文献による、各ベンチレイアウトの図解。参照元：Burger & Konya（1973）

143

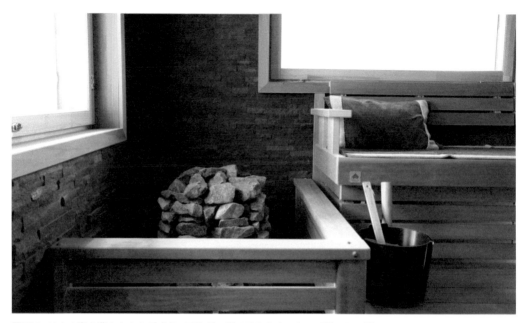

図120. サウナ室の背もたれと手すり、アルダー材で作られたストーブガードの例。

しかしサウナがより大型になる場合や、長方形以外の形状になる場合は、カスタムレイアウトを検討しなければなりません。

- I型モデル
- II型モデル
- L型モデル
- U型モデル

I型モデルは、古くからある基本的なレイアウトで、一層または二層構造で構成され、入口の反対側の壁に沿って設置されることが一般的です。このモデルの特徴は、上段のベンチと足を置くための下段のベンチです。このレイアウトは、サウナの床上に自立する形式か、壁に固定される形式で設計されます。

II型モデルは対面し合う2つのベンチが特徴で、各ベンチは互いに接しており、足を置くためのベンチが壁から壁まで連なり、一つのベンチ群を形成しています。このモデルの最大の利点は、より多くの人を収容できる点にあります。2m×2mのサウナでは、2m幅のベンチが2つ設置され、最大で6名を収容することができます。II型モデルの歴史は非常に古く、スモークサウナの時代にまで遡りますが、最近では新しいサウナでも採用され、上段ベンチの中央に電気ストーブを配置する傾向がみられます。II型モデルの主な課題は、小さなサウナの場合、ロウリュの法則に即した設計が困難な点です。また、ベンチ下のスペースが限られており、掃除やメンテナンスが困難になることがありますが、ベンチが高い位置に設計されていれば、この問題は解消可能です。

L型モデルとU型モデルは、I型モデルを基にした変形パターンであり、ベンチが一つの壁に沿って伸びる形をしたL型、または二つの壁に沿って伸びる形をしたU型であること

が特徴です。これらのレイアウトはI型モデルと似ていますが、設計と構築がやや複雑になります。

　フィンランドでは清掃を容易にするため、ベンチを簡単に取り外せるようにしています。特に、公共のサウナでは日常的な清掃が欠かせません。そのため、ベンチは開放的な構造であることが一般的であり、ベンチを自動収納するモデルも存在します。ベンチの構造は、サウナ内の空気循環にも影響を及ぼすため、壁から5cm〜10cmの間隔を空けるよう設計することが望ましいとされています。また、ベンチを固定する際にはネジを下から取り付けるよう心掛けてください。フィンランドでは、ベンチ周辺に金属部品を露出させないことが重視されています。これは、金属が手で触れられないほど過度に熱くなることがあり、さらに水分が木材に浸透するリスクもあるためです。

バリアフリーへの対応

　フィンランドでは、四肢麻痺などの障害を持つ人々もサウナを満喫しています。特に下半身に障害を持つ車いす利用者にとって、サウナの熱や蒸気は大きな恩恵をもたらします。これらの人々がサウナを利用できるようにするために、4つの対策が考えられます。サウナ室内の温度差をなくすために床より低い位置にストーブを配置する設計、サウナの温かい空気とロウリュを循環させる対流式ストーブの実装、車いす利用者が手で体を持ち上げやすい踏み段の設置、そして車いすから高い位置まで昇降できる電動ベンチの導入です。さらに、車いす利用者がサウナを快適に利用できるようにするためには、最低でも90cm以上の幅を持つ広いドアを設置し、十分な床面積を確保することが重要です。

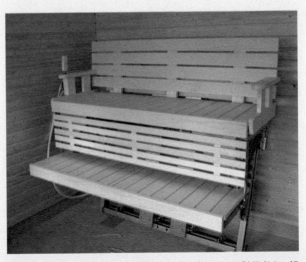

図121. 電動ベンチリフトは通常の高さに座っている利用者を、部屋のより高い位置へ持ち上げることができますが、高額な費用が必要になります。写真提供：Taitotiimi

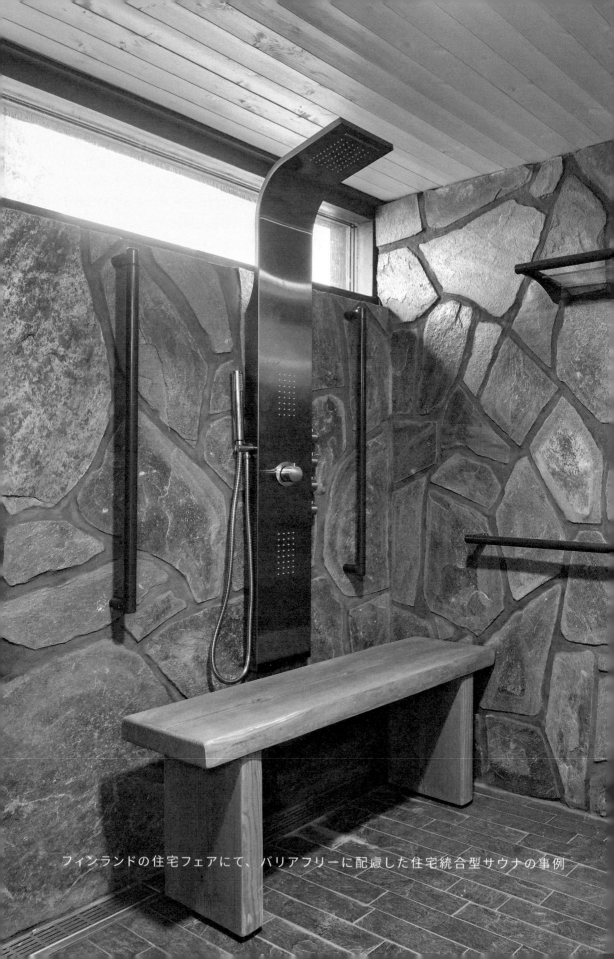

フィンランドの住宅フェアにて、バリアフリーに配慮した住宅統合型サウナの事例

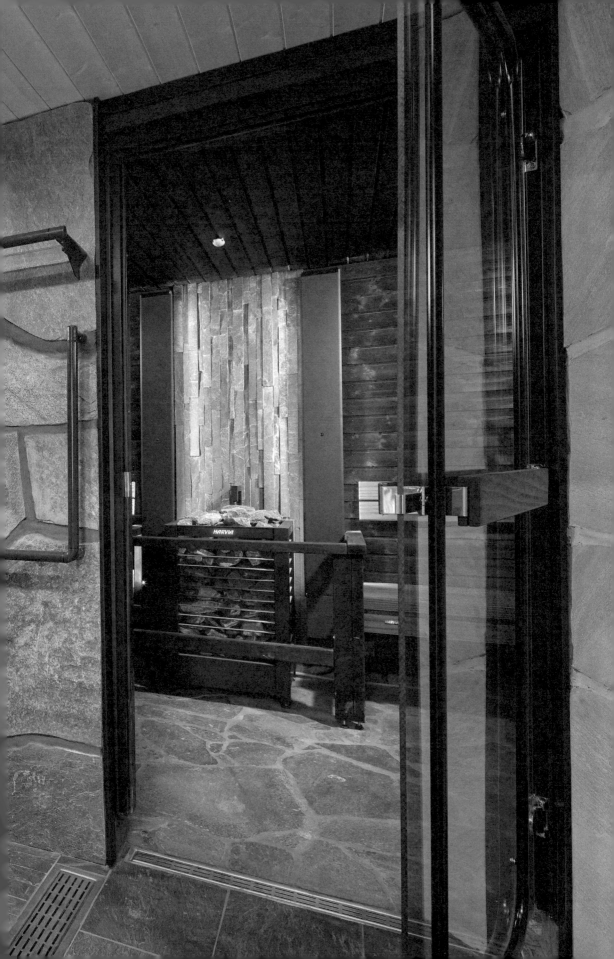

最後に、ベンチの設計では利便性を考慮しましょう。背もたれの設置は壁を清潔に保つことを容易にし、利用者が直接壁に触れるのを防ぎます。また、必要に応じて交換も可能です。手すりの設置は、サウナをより安全で快適なものにし、アクセシビリティを向上させます。階段の横には必ず手すりを設置し、踏み台の高さを適切に設計することが重要です。これは、健康な成人には必ずしも必要ではないかもしれませんが、障害を持つ人々にとっては大きな価値があります。

　フィンランドでは、重度の障害を持つ人々がサウナを楽しめるように配慮がなされています。対流式ストーブはアクセシビリティに優れ、エレベーターベンチと呼ばれる電動リフト付きの設備も存在します。これは、下半身に障害はあるものの、健常な腕を持つ人向けに設計されており、通常の座席の高さから約1m以上ベンチを昇降させることができます。こうした配慮により、脊髄損傷者であっても、サウナで下半身を温めることで睡眠の質が向上するなど、多くの利点を享受しています。

　ベンチの設計において伝統的な形式に固執する必要はありません。ハンモックやロッキングチェアなど、多様な形状や素材を用いた独創的なベンチの導入が可能です。しかし、どのデザインを選択しても、基本的な設計のルールとロウリュの法則を忘れてはなりません。異なる形と素材のベンチが魅力的に映るかもしれませんが、これらはサウナの天井との調和が難しいため、良質なロウリュ体験を逃す可能性があります。ただし、空気の層化の問題を別の手段で解決できる場合はこの限りではありません。

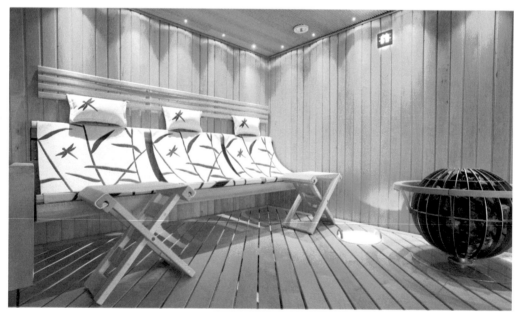

図122. このベンチは綿製の布でできており、洗濯のために簡単に取り外すことができます。しかし、このような設計では、ロウリュの法則を満たすことが難しくなります。

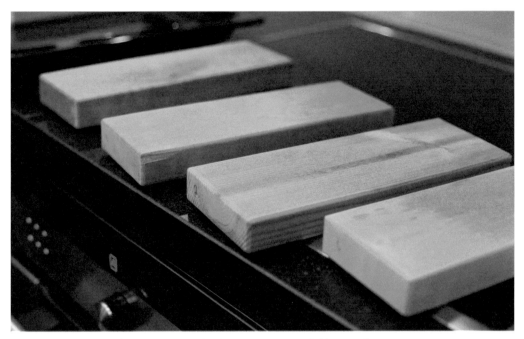

図123. サウナと同じ温度で温め、香りを引き出すために湿らせた木材のサンプル。

ベンチの素材と条件

　ベンチを快適に利用するためには、座面が熱くなりすぎず、肌を焼かないことが重要です。このため、ベンチの材料には適度な熱伝導性と断熱性が求められます。木材はこの目的に適しており、加えて、フィンランドのサウナでは熱処理が施されたさまざまな木材が使用されています。熱処理を施すことで、木材は軽量化し、断熱性能が向上します。代表的な例として「サーモウッド」が挙げられますが、これは暗い茶色と独特の香りが特徴です。ただし、この香りは強いため、実際にその材料を確認し、サウナにおいてその香りが適しているかどうかを事前に確認しましょう。

北米	イギリス諸島	オーストラリア
イースタンホワイトパイン	イエローパイン	ヨーロピアンホワイトウッド
シュガーパイン	ホワイトウッド	ウェスタンイエローパイン
ホワイトシダー	ポンデローサパイン	レッドシダー
ポンデローサパイン	ウェスタンレッドシダー	ウェスタンレッドシダー
ウエスタンレッドシダー	レッドウッド	レッドバルティック
インセンスシダー	スコッツパイン	クイーンズランドカウリパイン
レッドウッド	中央アメリカンシダー	

表11. 1973年にKonya & Burgerが推奨したサウナ建築のための木材。

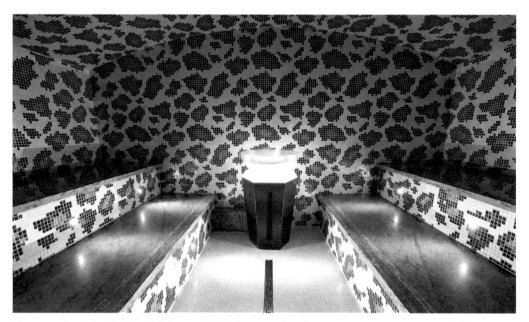

図124. スチームサウナでは、石やタイルで作られたベンチがよく使用されます。しかし、これらの素材はフィンランドサウナにおいては一般的ではなく、推奨されていないことがあります。

　「アスペン」は軽量で色が明るいという特徴がありますが、汚れや退色に敏感で、経年による変化で色がくすんだり、表面にカビの模様が残ることがあります。アスペンは腐りにくく、外観が変わってもその耐久性は維持されます。さらに、熱処理によってその耐久性を向上させることが可能です。ただし、熱処理を施したアスペンは独特の香りを発するため、その香りがサウナに適しているかを事前に確認することが重要です。

　熱処理は木材の特徴を変化させ、針葉樹の場合はその過程で樹脂が失われます。この熱処理により、天井やベンチでの使用が懸念されていた「マツ」などの材料も、安全に使用できるようになります。これは、節のない未処理の「スプルース」においても同様です。熱処理されたマツは、耐久性に関するエビデンスが少ないものの、手頃な価格でフィンランドで人気があります。「スプルース」「アオダモ」「カバノキ」などもベンチの材料として使用されます。「レッドウッド」の一部や「ユーカリ」は健康リスクをもたらす可能性があるため、不適切とされています。かつてアフリカ産の「アバチ」が主流でしたが、フィンランドではほとんど使用されていません。北米産の木材で一般的な輸出品には「レッドシダー」「モントレーパイン」などがあります。サウナベンチにはさまざまな種類の木材が使用されますが、サウナ専用の木材を選択することが最も安全です。新しい材料を検討する際には、その適合性を事前に確認するようにしましょう（参照：表11）。

　サウナの表面温度が55℃を超える場合、時間の経過とともに滅菌作用が自動的に働き、利用者が持ち込む可能性のあるウイルスや細菌を殺菌することができます。サウナによる熱で木材が温められることで、揮発性化合物が抗菌作用をもたらし、衛生面での優れた効果を発揮します。

　フィンランドの公衆サウナでは、セラミックを使ったコンクリート製のベンチが用いられることがあり、熱と湿気に何十年も耐えることができるため、耐久性に優れているとされて

います。一方で、熱を効果的に伝導してしまうため、50℃以上の環境で座るには熱すぎるという問題が生じます。このため、スチームサウナではベンチに水冷システムを設置することがありますが、これは衛生面での利点を損なう可能性があります。対策として、コンクリートのベンチをすのこ板やマットで覆う方法が考えられます。この方法ではコンクリート構造の利点がいくらか損なわれますが、すのこ板は交換が容易でメンテナンスしやすいため、実用的な選択肢となるでしょう。

サウナの表面加工

　サウナの表面をコーティングする製品は、過去20年の間に市場に登場し、フィンランドで人気を集めています。現在、フィンランドの市場で主流を占める製品には、「Sauna Finish」「Sauna Wax」「Sauna Oil」といった商品があります。これらの製品によって、サウナの内装を多様な色彩で装飾することが可能となります。現在は閉鎖されていますが、ヘルシンキ中心部に位置するバーガーキングの地下にあったサウナは、ブランドを象徴する3つの色で装飾されていました。

　コーティング技術の進歩は、サウナの極端な温度に耐える製品の開発が求められた背景から生まれました。この技術により、木材の表面を保護し、新たな色合いを加えることが可能になりました。しかし、高温環境下でのコーティング剤の挙動に関しては、十分なエビデンスがまだ存在しないため、その使用には慎重な検討が必要です。サウナ用のコーティング剤が揮発性有機化合物（VOC）の室内使用基準を満たしているとはいえ、これらの基準は一般家庭での室温下での使用を前提としています。サウナのような70℃～120℃の高温環境下での

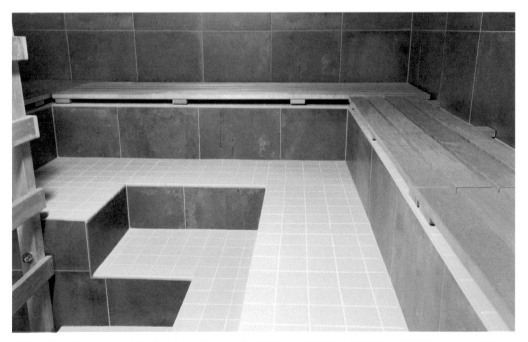

図125.「Uusi Sauna」の男性用サウナには、タイル張りのベンチを覆うようにすのこ板が設置されています。

呼吸する建築材料

　木材は自ら湿度を調節する能力を持ち、環境条件に応じて空気中の水分や熱エネルギーを放出または吸収します。この特徴は、湿度の変化が頻繁に発生するフィンランドサウナにとっては実用的です。天然仕上げの木材の表面は、ロウリュの調湿機能を果たし、サウナを適切に温める役割を持っています。このような効果は、国際サウナ協会（ISA）のサウナの定義においても言及されています。

　一方で、サウナ用コーティング剤を使用すると、木材が本来持つ能力が阻害されてしまいます。コーティング剤に含まれるアクリルは、半透明であるか否かに関わらず、何度も壁に塗ることで厚い膜を形成し、この膜が木材の吸湿性を妨げる恐れがあります。他の材料としては、粘土、泥炭、干し草、一部のコンクリートなどが吸湿性を備えているものの、残念ながら工業的外観を持つコンクリートのみが、多くのサウナで使われています。セラミックタイルで覆われたサウナやバーニャは、調湿機能を持たず、より強烈で容赦のないロウリュが降り注ぎます。これは、暑い夏の日に通気性のある綿の衣類と、通気性のないポリエステルの衣類を着用することの違いに似ています。

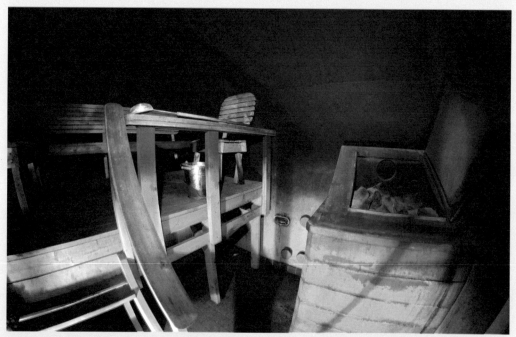

図126. フィンランドのサウナには、コンクリートを使用して作られたものもあります。このサウナの壁はコンクリートでできています。

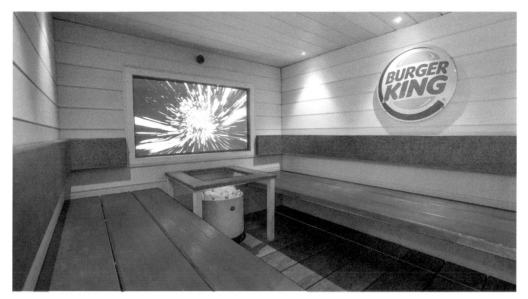

図127. ヘルシンキにあった「Burger King Sauna」には、特殊な色彩が使われており、窓の後ろにテレビが設置されています。

性能は、まだ十分に検証されていません。このことから、製品の挙動や排出物に関する懸念が生じています。特にアクリル塗料の場合、有機化合物に敏感な人々にアレルギー反応を引き起こす可能性が考えられます。

　サウナの表面加工に関する主な懸念点は、一度施されたコーティングを元に戻すことが困難である点です。コーティングされた木材を元の状態に復元するには、木材自体の交換が必要になる場合があります。特に、外壁と内壁が一体となっている堅木張りの壁の場合、不適切なコーティングはサウナの体験価値を永続的に損ねる恐れがあります。また、着色されたコーティング剤の挙動は常に100%信頼できるわけではないため、表面以外の目に見えない箇所でのテストが求められます。

　天然素材が放つ自然な香りも、サウナ体験において重要な要素です。フィンランド人にとって、この香りは快適さそのものを象徴しています。表面加工によりこの香りが減少したり、完全に失われたりするリスクも考慮しなければなりません。サウナのコーティングに関しては否定的ではあるものの、その使用を完全に禁止しているわけではありません。たとえば、サウナの床は比較的熱くなりにくく、ロウリュに影響を及ぼす可能性も低いため、安全に処理することが可能です。

　また、染料や色素のみを用いる処理方法もあります。この方法は、木材の多孔質な表面を密閉してしまう油やワックスなどを含まず、着色のみを行います。木材を密閉するために別の物質で処理する必要がありますが、アルコールベースの木材着色剤は、副作用が少なくしっかりとした着色が可能です。ただし、これらの着色剤がサウナのような高温環境での耐久性を保証するわけではありません。一方で、伝統的な白亜（アクリル化合物を含まないチョークペイント）は、高温にも耐えうる吸湿性のある塗料として、効果的に使用されています。

　未処理の木材の欠点は、表面が影響を受けやすいことです。たとえば、パラフィン加工を定期的に施すことで一時的な保護層を形成し、木材が水しぶきや人間の皮脂による濡れや汚

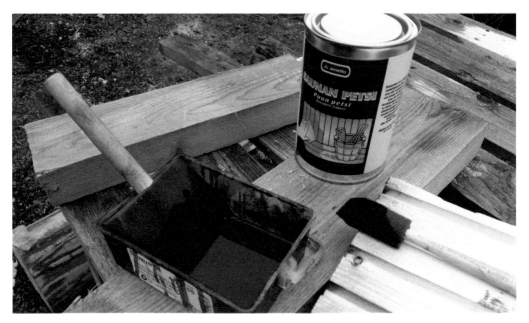

図129．筆者は、サウナ小屋の壁処理のためにアルコールベースの黒い着色剤を使用しましたが、特に目立った欠点はありませんでした。不透明な仕上がりにするため、二層にわたり塗布しました。

れを防ぐことができます。また、キッチン用のまな板オイルなど、他の種類のオイルも試すことが可能です。これらはコーティング剤ほどの保護性能は期待できませんが、木材の状態を保つためには定期的に再塗布する必要があり、週に1回以上利用される家庭用サウナでは、最低でも1年おきのメンテナンスが推奨されます。

　木材の表面加工を行う際には、まずはサンプルテストを行うことが重要です。天井、ベンチ、壁全体に加工を施すのではなく、木の香りとロウリュの調湿機能を保つために、一部は天然素材のままにしておくことが望ましいでしょう。サウナの装飾を希望する場合は、セラミック、ガラス、ヒマラヤ岩塩などの壁材を使用することも可能です。また、本書はサウナの設計に焦点を当てていますが、脱衣室や洗面所などの周辺環境にも影響を与えます。特に脱衣室での休憩時には、熱いサウナから出てきた人々が放つ湯気に対応できるよう、十分な吸湿性能と換気設備が必要です。

壁の設計

　サウナの壁、特に壁上部の設計は、サウナ内の熱と湿度を保つために重要な役割を果たします。フィンランド語で「löylytasku」と呼ばれるスチームポケットは、ロウリュの法則に基づく気密密閉空間で、サウナストー

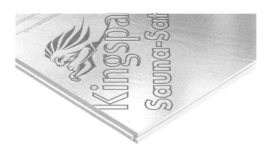

図128．ポリウレタン断熱ボード（PIR、難燃性のPURバージョン）は、必要に応じてサウナに適用可能な、現代的で効果的かつ防湿性のあるソリューションです。広く知られている製品「Sauna-Satu」は厚さわずか30mmで、断熱性能が高く（0,022 W/(m・K)）、耐火性があり、取り付けが簡単です。写真提供：Kingspan

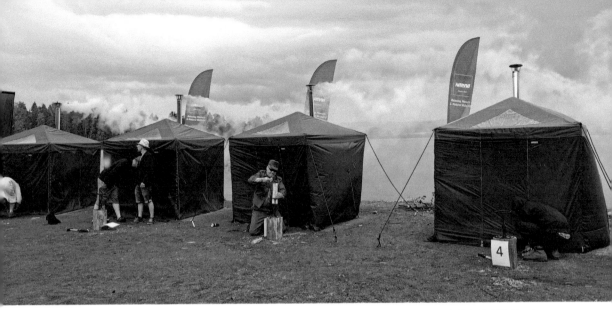

図130. 2019年にフィンランドで開催された、サウナ温め選手権で使われるテントサウナ。十分な熱が確保できている場合、断熱性はそれほど重視されません。

ブの真上に形成される温かい空気層を指します。ロウリュが行われると、スチームポケットには大量の蒸気が発生しますが、ポケット内の平均温度は高く均一であるため、ポケットの外側には蒸気がほぼ発生しません。

　壁の主な役割は、ロウリュを保護することにあり、断熱材と適切な熱伝達率が必要とされます。しかし、日常的に使用されないサウナや、寒い冬のサウナでは、優れた断熱材とそうでない断熱材のエネルギー効率の差はそれほど顕著ではありません。このため、断熱性能が低いとされるテントサウナも機能すると言われており、温暖な季節には断熱の優先度が低く

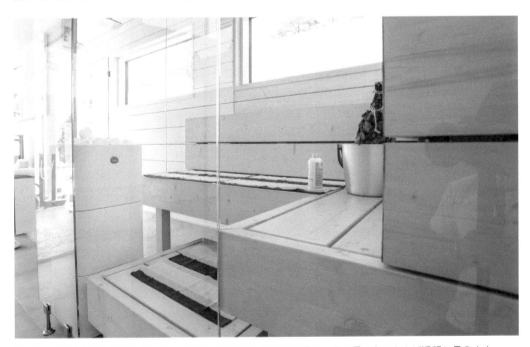

図131. ガラスの壁とドアの組み合わせはほぼ透明で、カメラで見ても目で見てもほとんど透明に見えます。

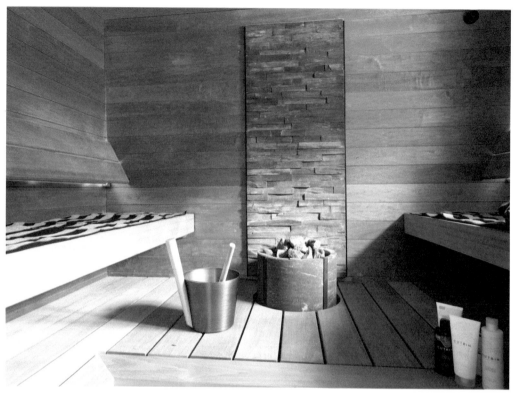
図132. モダンな一体型サウナでは、ストーブの背後に床から天井まで伸びる岩が防火壁として使用されています。

なる傾向にあります。熱伝達率は通常、Ｕ値（熱貫流率）またはその逆数であるＲ値（熱抵抗値）で測定されます。

　フィンランドでは、壁やドアにガラスを使用するトレンドが見られます。これらは天井やベンチとは異なり、サウナと隣接する部屋や景色の視認性を高めたり、サウナ室内の空間を広く見せ、照明効果を高めることができます。また、ガラスは他の素材に比べて寿命が長く、高い耐久性を持つ点が魅力的です。

　一方で、ガラスは木材のように吸湿性がないため、表面が過度に熱くなったり、熱損失が問題となることがあります。ガラスを使用する際は、単層ガラスでは断熱性が低いため、断熱性を向上させるための工夫が必要になります。全面がガラス製のサウナは推奨されませんが、ロウリュの質を損なわないよう熱損失を最小限に抑えながら、一面のみガラス壁を使用する余地は検討できます。

　ガラスだけでなく、岩をサウナストーブの背後に設置することがトレンドになっています。ガラスや岩といった素材は、魅力的な外観をもたらしますが、多孔質で凹凸のある表面のため、清掃が困難な場合があります。これらの素材を選択する際は、サウナの高温環境に適した素材であるかどうかを確認してください。たとえば、耐熱性に欠けるプラスチック製の接着剤を含むガラス素材や、岩と記されているものの、実際には岩ではない素材である可能性も考えられるためです。

壁の防水と防湿の仕組み

　参考までに、サウナが屋内にある場合の、さまざまな形態の水に対処するための壁構造について解説します。この種の構造は、アパートのサウナでは一般的に用いられますが、丸太を使用するサウナ小屋では必ずしも必要ではありません。簡単に言うと、液体の水は床に落ち、その後排水口へと導かれます。ロウリュを行う際には大量の水蒸気が発生し、それらはあらゆる隙間に逃げる性質があります。建築材料内での水蒸気の凝縮は、構造の劣化やカビや菌類の繁殖を招く恐れがあるため、防湿層と換気の仕組みを利用し、建物の構造体に水蒸気が侵入するのを防ぎます。

　サウナ室の構造には、異なる特徴を持ついくつかの層が存在します。床にはセラミックタイルが敷かれ、その下にはコンクリートの床に塗布された防水層があります。このコンクリート床には、電気式または温水式の床暖房が設置されている場合もあります。防水層は、床から少なくとも10cm上部の壁面にまで施工されます。また、壁にタイルが設置されている場合は、壁の全高にわたって防水層が施されます。なお、通常の防水層はストーブからの過度の放射熱に耐えることができないため、注意が必要です。

　完成した壁や天井を検査すると、厚さ14mm〜28mmの木製パネルが確認できます。このパネルは水しぶきから保護する役割を果たしますが、一時的に濡れることもあります。パネルの裏には、床から天井までの少なくとも25mm、最大50mmの垂直方向の空気層を形成するあて木が設けられ、この空気層はパネルの裏側の換気を促します。パネルは、床上50mm以上から天井の下10mm〜20mmまで設置され、これにより、発生した水蒸気は部屋の中に戻ります。水平パネル用の壁枠はこれを容易にし、一方で垂直パネルでは、床から天井までの空気層を確保するために、ずらした水平のあて木が必要となります。空気層の背後には、断熱材と実際の壁構造の上に配置されたアルミシートとアルミテープを組み合わせた、古典的な防湿層があります。アルミシートを使用する場合、継ぎ目は少なくとも150mm重ねて施工する必要があります。近年は、利便性から片面がアルミの硬質発泡ボード（30mm）が好まれています。テープは換気、排水、電気配線の隙間や継ぎ目を処理するために使用されます。天井も同様の構造が適用されますが、高温に晒されるため、断熱性が特に重要です。

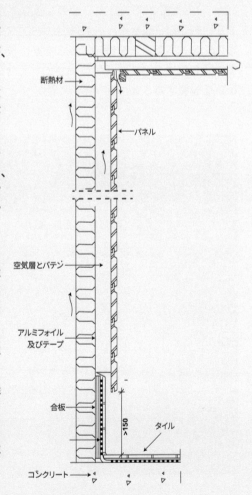

断熱材

パネル

空気層とバテジ

アルミフォイル及びテープ

合板

>150

タイル

コンクリート

ドアの設計

　サウナのドアは、一見すると目立たないかもしれませんが、非常に重要な役割を果たしています。伝統的なフィンランドサウナでは、木製のドアが主流でしたが、現代ではガラス製のドアも広く採用されています。

　ドアの設計には、天井や壁と同じく一定の要件を満たす必要があります。ドアフレームは、スチームポケットよりも低く設置されるべきですが、フィンランドの現代のドアが一般的に200cmの高さであることを踏まえると、実現は困難です。この要件を満たすためには、天井の高さを床から350cm以上に設定するか、天井の高さを床から350cm以上にするか、あるいは別の階段を使用した入口の設計が必要になるでしょう。しかし、アクセシビリティを考慮すると、通常の高さのドアと最小限の敷居を選ぶことが一般的です。大型のサウナでは、利用者の安全を確保し、流れを管理するために複数のドアを設置することが望ましい場合があります。

　フィンランドのサウナ小屋において、伝統的なドアデザインが一部で採用されており、その高さと幅が80cmに設計されていることがあります。また、ドアの敷居は通常よりも高く、40cmに設定されています。このようなサウナでは、利用者は注意を払いながら屈んで入室しなければなりません。この場合のドアフレームの高さは120cmになり、天井が低い場合でもスチームポケットを保持できますが、アクセシビリティは低下します。スチームポケットを保持しつつ、通常のドアの高さにする方法の一つは、ドアフレームの上部にロウリュカーテンを設置することです（参照：図133）。これにより、蒸気の流れを遅らせ、ロウリュの際

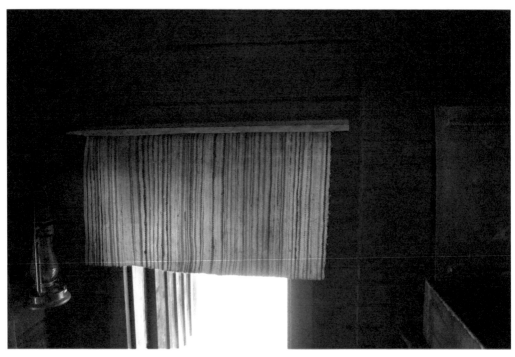

図133. ロウリュ用のカーテンがドアを部分的に覆うことで、ドアを開けた際のロウリュの損失を最小限に抑えます。

にドアが開いていても蒸気が外に漏れ出るのを防ぎます。ただし、換気を考慮して、ドアの下部には隙間が生じるようにアンダーカットされているため、この点に留意する必要があります。

　サウナのドアは、緊急時に安全な避難経路として機能することが重要です。高温や火災発生時には、このドアが主な脱出口となります。サウナのドアは外側へ開く設計である必要があり、押し引きが可能なハンドルの使用が推奨されます。また、内側からは鍵やラッチ機構を使用せずに開けられるようにすることが求められます。フィンランド以外の地域では、サウナ小屋のドアに鍵を取り付けることがあるものの、この行為は大きな危険を伴います。ドアが閉じた状態を維持するためには、特定の仕組みが必要です。たとえば「Suvikallio」のサウナでは、ドアに大きな磁石を取り付けており、ロウリュ時にドアが意図せずに開くことがないようにしています。この仕組みには、市販の代替品も利用することができます。

　ガラスドアは、製造コストが比較的低く、必要とされる物理的スペースも少ないため、コストパフォーマンスが優れています。加えて、ガラスドアは堅牢性を提供し、特に家庭用サウナにおいては、大人が外から子供を監視するのに役立ちます。安全上の観点から、ガラスは色付きであるべきか、または衝突を防ぐためのマークが付けられている必要があります。これは、利用者がドアに気付かずに衝突するリスクを軽減するためです。筆者はガラス窓付きの木製ドアを個人的に好みます（参照：図136）。

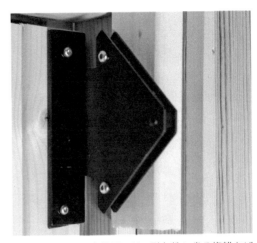

図134. サウナの高温下では、耐久性に劣る複雑なばね式や油圧式のドアクローザーの代わりに、ドアを閉じるための磁石が効果的です。

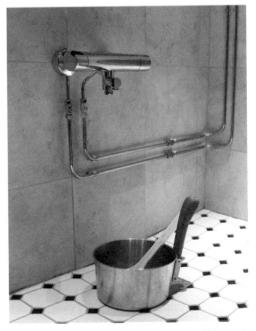

図135. 滑りにくい基準を満たしたタイルが使用されている場合、そのタイルは統合型サウナの床に適しています。

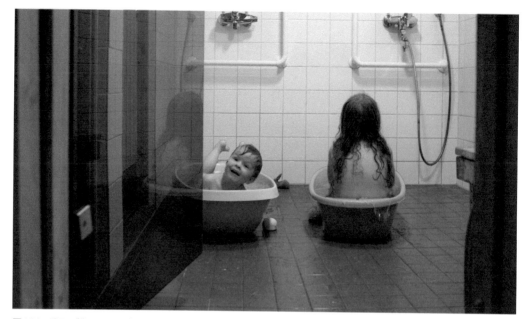

図136. ガラス製のドアと壁は、その透過性の高い材質により、子供の様子を外から観察できるため、家族向けサウナに最適です。この際、ドアは閉じた状態を保つ必要があります。

床の設計

　サウナ体験において、床は第一印象を決定づける重要な要素です。ドアを開けて裸足で中に入ると、まず床との接触からサウナの温度、湿度、そして清潔さが伝わってきます。理想的な床材は、熱すぎず、冷たすぎず、過度に暗くなく、滑りにくい性質を持つものが推奨されます。また、サウナの熱やロウリュの影響を受けにくいことから、床材にはさまざまな選択肢が存在します。

　木は床材として優れていますが、サウナの形や使用状況に応じて、必ずしも木材を選択する必要はありません。床材には多くの選択肢があり、それぞれのサウナに最適なものを選びましょう。コンクリートやタイルは、耐久性が高く、メンテナンスが容易であるため、屋内のサウナによく使用されます。しかし、屋外でこれらを床材として使用した場合、フィンランドのような気候では、一年を通して冷たく感じる可能性があります。この問題に対処する一つの方法は、電気式の床暖房システムを導入することですが、温暖な地域を除いて、屋外サウナにコンクリート床を採用することは一般的に困難です。また、コンクリートの上に木製のすのこを設置することもありますが、ウレタンシートで完全に隔離しなければ、新たな問題が発生する恐れがあります。

　床材としてタイルを選択する際は、安全性を最優先に考え、防滑基準を満たさないタイルは使用しないようにしましょう。たとえば、ISO 10545やDIN 51130といった国際基準は、タイルの摩擦力や湿った状態での使用適性を判別することが可能です。また、タイルはサウナの高温に耐えることができますが、サウナストーブの直下では温度が非常に高くなる可能性があり、耐熱性も考慮しなければなりません。タイルの下に防水層がある場合は、それも熱に耐える能力が求められます。そうでなければ、鋼板などを使用し、ストーブを床から安全

に隔離する必要があります。屋外の気温が0℃以下になる可能性がある場合は、タイルの耐凍性も考慮しましょう。

　サウナの床は、想像以上に多くの負荷を受けます。サウナ小屋が洗い場としても機能する場合、水の使用量はさらに増加します。そのため、床は水量に耐えられるよう設計され、排水溝へ水分が流れやすいように1%〜2%の傾斜が必要です。床材に木を選ぶ場合、水への耐性を高めるため油性コーティングの施工を推奨します。フィンランドのメーカーの中には、耐久性が高く継ぎ目のない表面を実現するために、船舶用のラッカースプレーやニスを使用する例もあります。これらのコーティングは、床の表面を滑りにくく保つ範囲内であれば、使用しても問題ありません。

　サウナの床には、水分を効率的に排出するために排水溝の設置が欠かせません。たとえ小さなサウナ小屋であっても、水分が木に浸透して腐敗を引き起こすリスクを避けるためには排水溝が必要です。筆者は、2%の傾斜を持たせたすのこを分割し、その下にアルミ製の排水溝を設置することで、入浴後の余分な水分を効果的に排水溝へと導いています。この排水溝は、サウナ室の隣に掘られた速乾性の高い穴に直接繋がる、プラスチックパイプを通じて排出され、地域の規制に準拠しています。筆者のサウナ小屋は基礎を高く設計しており、これにより排水の仕組みが容易になりました。この仕組みは氷点下の温度でも効果的に機能し、床や排水溝の凍結を防ぎます。さらに、すのこを設置することで、低い熱伝導率を保ちつつ空気が循環し、サウナを適切に温め、躯体から伝わる床の冷気を和らげています。他の床材では、これらの利点を享受することは難しいでしょう。サウナのストーブの下には小さなモルタルの床材が設置されており、多くの輻射熱を浴びているにも関わらず、極端に熱くならず、快適な温度を保っています。

窓と照明の設計

　フィンランドサウナの伝統において、自然光は欠かせないものとして認識されています。スモークサウナの時代から、床に近い位置に設けられた小さな窓を通じて光を取り入れる習慣がありました。このため、伝統的なサウナはやや暗い雰囲気が一般的です。加えて、サウナの照明設計において、窓は重要な要素です。特に、自給自足型のサウナ小屋では、窓からの自然光が中心的な役割を果たします。さらに、外が暗い時期には、キャンドルやランタンを使用して光の不足を補うことが一般的です。最近の省エネルギータイプの複層ガラス窓には、アルゴンガスやクリプトンガスが封入されていることがありますが、高温によってガラスが膨張し、窓が破損する恐れがあるため注意が必要です。また、窓を内側から開けられるように設計することで、入浴後の換気が容易になるため、窓のドアに木製のハンドルを取り付けることが望ましいでしょう。

　サウナの照明は、10ルクス以下に抑えてサウナ室全体を均等に照らすことで、人々の心を落ち着かせ、リラクゼーションを促進します。適切な照明さえあれば、ロウリュの調整、熱湯の取り扱い、ベンチの昇降、ストーブの操作などが容易になります。さらに、サウナの清掃やメンテナンス作業を容易にするため、通常の照明よりも明るい、最大100ルクスの二次照明設備を設置しましょう。近視の人々はサウナで眼鏡をかけることが少ないため、暗い環境では視認性が低下し、安全上の問題が生じます（参照：図139）。照明の明るさは、

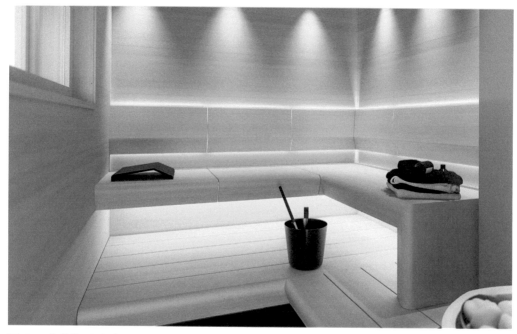

図137. 自然光とさまざまなタイプの人工光の組み合わせは、快適で調和の取れた雰囲気を作り出すことができます。写真提供：Cariitti - Taive

安全性と快適性を考慮して調整し、調光機能を備えることで、さらに利便性を高めることができます。

　窓の設計においては、視認性とプライバシーのバランスを意識しましょう。フィンランドサウナを紹介するブログや宣材写真では、湖畔などの美しい景色を楽しむための大きな窓が特徴的ですが、プライバシーへの配慮も重要です。特に外が暗い時には、サウナの照明が窓を通して反射し、室内の様子が外から見えてしまう可能性があります。対策として、窓にフィルタースクリーンを設置する、霜降りガラスを使用する、窓のサイズを小さくする、または窓を高い位置に設置するなどの方法が効果的です。これらの対策により、サウナの設置場所に応じて外からの視界を制限しつつ、窓から外の景色を楽しむことが可能になります。

　フィンランドでは、自然光がほとんどない季節があり、この時期には現代の照明技術が非常に役立ちます。LEDライトの使用により、サウナの雰囲気を損なわずに室内を効果的に照らすことができます。しかし、これらの照明をサウナに実装する際には、高温に耐えうる電子機器の選択や配線工事に注意が必要です。一般的なLEDライトをサウナの天井に設置すると耐久性に問題が生じる恐れがあるため、サウナ専用に設計された耐熱製品の導入を推奨します。

LEDや光ファイバーなどの小型照明は、サウナの特定の場所を効果的に照らすことができます。これらは耐久性に優れているため、デザインに飽きが来ない限り、壁を取り壊すことなく永続的に使用することが可能です。天井や壁に設置する際は、設計段階から配線などの設置方法を綿密に検討しましょう。初期のLEDライトは、細いガラス繊維を通じてプロジェクターからの光を集約して伝達する方法に依存していました。しかし、現在では個々のLEDライトを使用して同様の効果を得られるようになりました。単一の光源だけでなく、バーライトや光ビームを発する線形LEDも存在しますが、これらは配光が強いた

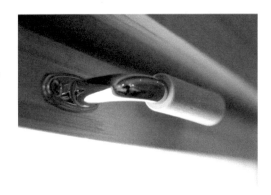

図138. サウナの窓に木製のハンドルを取り付けることで、サウナが熱くても窓の開け閉めが容易になります。

め、光の当て方を慎重に検討する必要があります。具体的には、色温度を一定にし、高い演色評価数（CRI）を有する複数のLEDユニットを組み合わせることが望ましいです。筆者は、色温度が2,000K（ケルビン）〜4,000Kの範囲で、暖色系のライトを好みます。これは、暖炉のような温かみを演出し、サウナの雰囲気をさらに豊かにするためです。

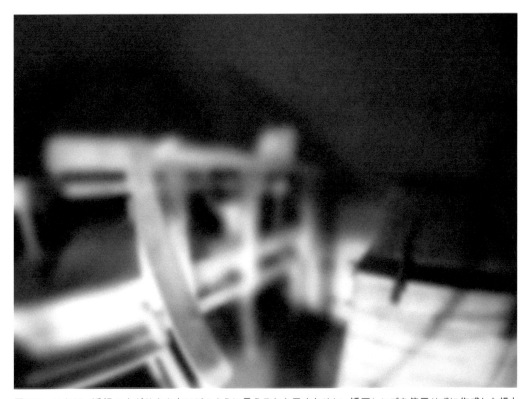

図139. これは、近視の人がサウナ内でどのように見えるかを示すために、矯正レンズを使用せずに作成した視力障害のシミュレーションです。

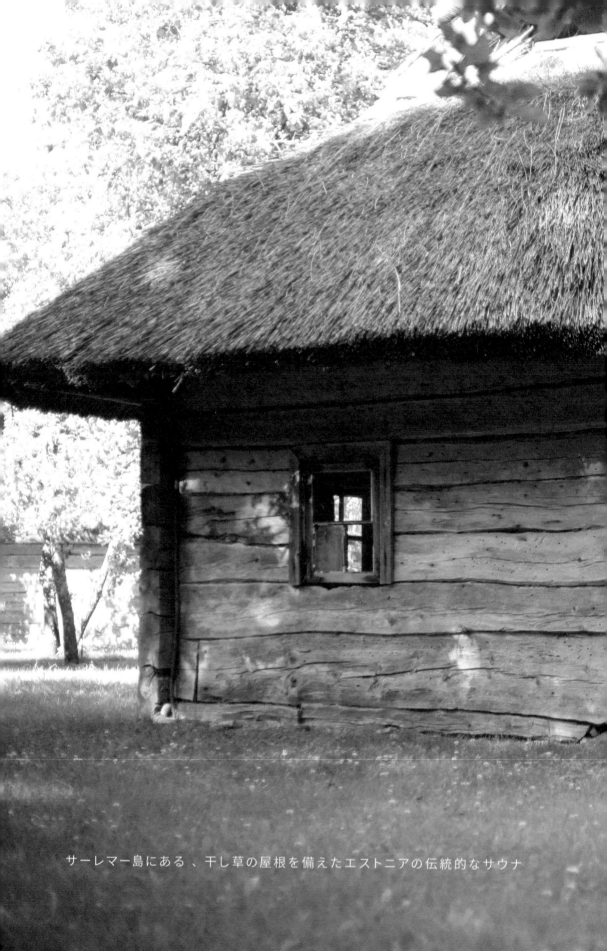

サーレマー島にある 、干し草の屋根を備えたエストニアの伝統的なサウナ

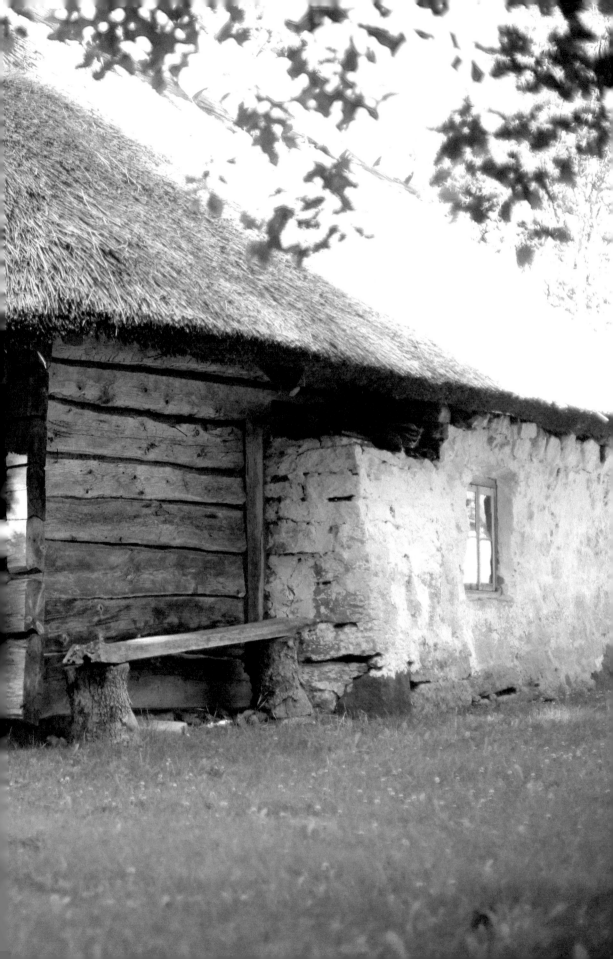

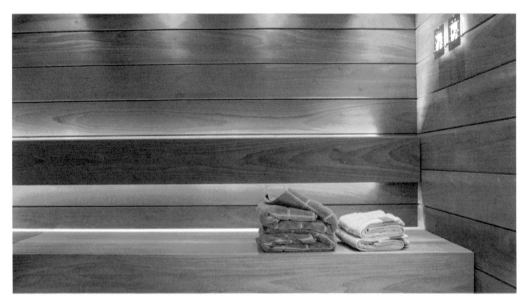

図140．初代のLEDとファイバー照明はスポットライト効果を生み出しましたが、新しいバージョンでは滑らかな
アーチと平面を照らすことができます。また、光源自体を隠すことも可能です。このタイプでは3,000KのLEDが
使用されています。

　サウナにおける白熱電球の使用は、耐熱性と全方向に光を放つ利点があるため、長らく好ま
れてきました。しかし、欧州連合（EU）による照明の非効率的な使用に対する制限の強
化に伴い、白熱電球の利用が減少しています。その結果、LEDライトの普及が進み、白熱電
球の魅力は次第に薄れてきています。

リスクと安全対策

　サウナにある電子機器には特別な基準と規制が設けられています。床から100cm以上の高
さに設置されるすべての機器は、+125℃の温度テストをクリアする必要があり、配線は+170
℃の温度に耐えることが必要です。また、サウナストーブの上側や周囲50cm以内に電子機
器を設置することは禁止されています。さらに、サウナの高湿度な環境に対応するため、電
子機器は防水規格IPX4以上、具体的にはIP44、IP45、IP55以上の範囲を満たす必要があり
ます。これらの規則は、火災や電気による危険を防ぐために設けられており、フィンランド
だけでなく他国においても有用なガイドラインとして機能します。

　電気ストーブによる感電事故の懸念から、ロウリュや水の使用を禁じる施設も存在します。
しかし、フィンランドでは数十万台の電気ストーブが使用されており、電気ショックによる
事故が一度も報告されていない点に着目すべきです。電気ストーブは大量の電力を消費しま
すが、科学的に設計され、適切に設置されているため、安全に使用できます。ストーブ内部
の赤く輝く部分が見える場合がありますが、これは電流や電圧によるものではなく、電気部
品が外部に露出していない設計になっています。したがって、サウナストーンに水をかけて
も、ユーザーが感電するリスクはありません。このようなエビデンスは、電気ストーブの使
用をためらっている人々に安心感を提供するはずです。

サウナを利用する際には、不測の事故に備えることが必要です。事故を未然に防ぐための具体的な安全対策には以下のようなものがあります。

・危険が予想される場所には、適切な照明を設置する
・転落事故を防ぐため、高いベンチにはガードレールを設置する
・階段の昇降時の安全を確保するために、手すりを設置する
・サウナ室内の床は、滑りにくい材質を選ぶようにする

　フィンランドでは、サウナを利用する際に重度のやけどを負うことは稀だとされています。しかし、アルコールを摂取した状態での入浴は避け、不測の事故に備えなければなりません。サウナストーブや湯沸かし器といった高温になる機器に触れることによる接触リスクにも注意が必要です。ストーブ側面の温度は製品によって異なるため、それぞれの製品で推奨される離隔距離を把握することが大切です。電気ストーブの場合は熱が分散しますが、薪ストーブの場合は火室周辺がとりわけ高温になる傾向があります（参照：P73 - 図49）。これにより、木材部分の劣化や、高温によるやけどのリスクが高まります。ストーブの保護対策として、安全レールやカバーの設置を設計段階で計画しましょう。安全レールはストーブの付属品として入手可能で、木製または黒塗りの金属製があります。ただし、デザインの選択肢は限られているため、外観と素材の相性を考慮してオーダーメイドすることも一つの選択肢となり得ます。カバーについては、光沢のあるステンレス鋼やマットブラックの製品があります。

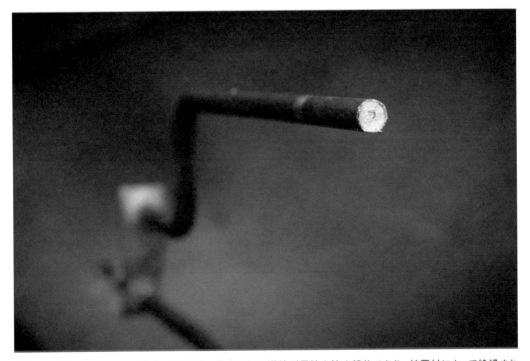

図141. 壊れたヒートエレメントの断面図。中央の細い導線が電流を流す部分であり、被覆材によって絶縁されています。

最後に、すべての利用者が平等に楽しめるよう、サウナのバリアフリー対応は不可欠です。具体的には、手すりや低い段差の設置、幅が90cm以上の広いドアの確保、さらには車いすが自由に回転できるよう、サウナの外に150cm以上のフリースペースの導入が含まれます。国によっては、これらの基準を超える要件が求められることもあるため、各国の建築基準や規制を確認することが必要です。

サウナに必要な道具

ロウリュを行ったり体を洗ったりするために用いられる道具は、入浴に不可欠なものです。これらはサウナの空間に大きく影響を及ぼすため、設計の初期段階から考慮されるべきです。ロウリュを行う際には、質の高い水の確保が必要であり、できれば飲用可能な水を使用することが推奨されます。この水は、冷水でも温水でも問題なく、サウナの規模や気候条件にかかわらず、1時間あたり約5ℓの適切な供給量を確保することが重要です。

ロウリュを行う際には、バケツとラドルが通常用いられます。ほとんどのラドルはバケツに収納でき、バケツには一般的に2ℓ〜3ℓの水が用意されます。バケツは足元近くのベンチに置かれますが、大型のサウナでは複数のバケツが必要となる場合があるため、そのためのスペースを確保することが必要です。また、水がなくなった場合に備え、設計者は水の供給源をどこに設けるかを検討する必要があります。屋内サウナでは、サウナ室の外、シャワー近くに水道専用の蛇口が設置されていることが一般的ですが、サウナ室内に蛇口を設置することも可能です。実際に、蛇口とバケツがベンチに組み込まれたサウナも存在します。

サウナで体を洗う際には、シャンプーや石鹸、水を混ぜたり溜めるための容器、水を注ぐための道具、湯沸かし器などが必要です。このような条件下で想定される水の消費量は、1名あたり平均15ℓ以下であり、温水と冷水を混ぜる場合は10ℓ以下が目安です。かつてのフィンランドサウナは、淡水源に近い場所に建てられ、水の確保が容易でした。サウナには大きな木製のバケツがあり、必要な水量のみを保管していました。現在では、節水の新たな選択肢として、USB充電器で充電できるバッテリー駆動のポータブルシャワーが存在します。これは自家発電の環境でも役立ちます。また、ストーブや煙突に付属する湯沸かし器の容量は通常30ℓ以下であり、大型のサウナには不十分です。この問題に対処するため、一部のサウナオーナーは、最大80ℓの薪式湯沸かし器を別途導入し、約20名の入浴者に対応できるようにしました。しかし、より安全で効率的な選択肢として、電気式湯沸かし器の導入が推奨されています。

サウナで自分自身や他人の背中を洗う際、サウナの温度が高すぎると不快感を覚えることがあります。この問題に対処する一つの方法として、サウナの天井を高くすることが考えられます。フィンランドには、2階建てのサウナが存在し、2階部分は床から約2mの高さに設置されており、1階には体を洗うための十分なスペースが用意されています。このような2階建てのサウナでは、1階が熱くなりにくいため、快適に体を洗うことができます。さらに、ストーブから離れた場所に洗い場を設けることも有効な解決策です。

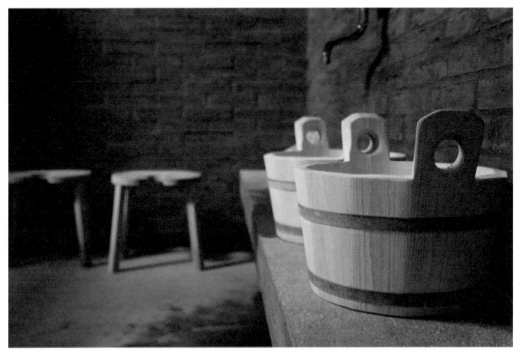

図142．必要なスペースが適切に設計されていれば、洗浄用具をきれいに整理整頓できます。

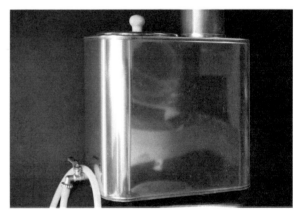

図143．60年前に設計された、煙突に付属する湯沸かし器。

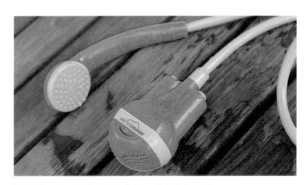

図144．バッテリー駆動のポータブルシャワー。

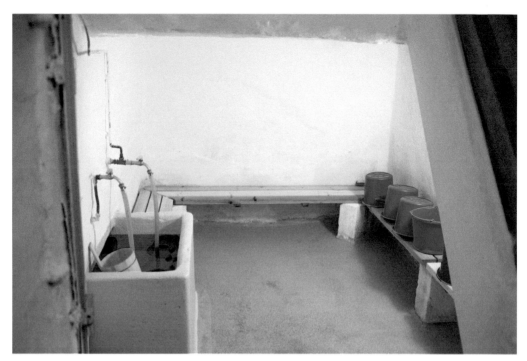

図145．フィンランド・タンペレにある「Rajaportti Sauna」には、男性用サウナの1階部分に体を洗うためのス
ペースが設けられています。

　体を洗うためには、約1㎡の床面積を確保し、低いベンチや小さな椅子を設置することが
一般的です。フィンランドでは、スツールと呼ばれる低めのチェアに座って体を洗うことで、
熱から身を守ります（参照：図142）。しかし、体を洗うためには一定のスペースが必要とな
ります。さらに、収納スペースが不十分だと、道具が散乱し管理が困難になる可能性があり
ます。そのため、サウナでの収納計画をしっかりと立てることが大切です。

ロウリュアクセサリー

フィンランドでは、体を洗う道具とは別に、サウナ体験を格段に向上させるアイテムが数多く存在します。これらをロウリュアクセサリーと筆者は呼んでおり、サウナ用のラドル、テキスタイル、シートカバー、枕、温度計、湿度計、扇風機、ロウリュジェネレーター、アロマなどが該当します。ラドルについては割愛しますが、最も効果的かつ機能的なものから紹介していきます。

サウナ用テキスタイルは耐久性が高く、コットンやリネンの生地に多様な色や柄が施されており、サウナのインテリアデザインに彩りを添えるものです。プライベートサウナでは、ベンチを常に保護することは理にかなっており、筆者のサウナ小屋では、ベンチを覆うために大きなタオルを4枚常備しています。これらのタオルは定期的に洗濯して交換するため、新しいデザインを試す機会もあります。フィンランドでは、ドイツのようにベンチを保護する目的でタオルを使用する習慣がありません。代わりに、使い捨てのシートペーパーの使用が一般的ですが、これらは十分な役割を果たしておらず、廃プラスチックの問題を引き起こすため、望ましくないと考えています。

サウナ用の枕は、フィンランドでは一般的ではありません。なぜなら、フィンランドのサウナは伝統的に座って楽しむ場所だからです。ただし、横になってリラックスしたい人にとっては、枕があると快適でしょう。筆者は木製の枕よりも、洗濯可能で交換しやすいコットンリネンの枕を好みます。また、コットンリネンの枕はインテリアの装飾としても役立ちます。

サウナ用の温度計は、フィンランドで一般的に使用されています。これらの温度計が常に完全な精度を提供するわけではないものの、フィンランド人にとっては、高い温度であるかどうかを確認することが大切です。特に、薪サウナにおいては、温度計がサウナを温める過程での重要な指標となります。異なるサウナ間での温度比較に対する関心は低く、この点は特に重要視されていません。

サウナ用の湿度計はあまり普及しておらず、その有用性や正確性について疑問が持たれることがあります。湿度計と温度計は、ロウリュによる瞬間的な変化を捉えるのに遅れが生じることがありますが、サウナ室の長期的な傾向を把握するのに役立ちます。

ロウリュジェネレーターは、ロウリュのプロセスを自動化し、一人でのサウナ体験をより豊かなものに変え、個人の内省の時間を深める手助けをします。ロウリュジェネレーターにはさまざまな種類があり、シンプルな機械式のデバイスから、サウナを電子制御で管理する高度なデバイスまで幅広く存在します。これらの装置は基本的にロウリュを行う機能がありますが、フィンランドで伝統的に行われてきたロウリュの方法とは異なるものです。

基本的なロウリュジェネレーターは、一時的に水を蓄えた後、放出する機械式の構造を持っています。これらの装置には、大容量の容器が使用され、その容器には小さな穴が開けられています。

水を入れると、一定時間が経過した後に水が自動的に放出される仕組みです。Saunapalloは、約3ℓの容量を持ち、ロウリュ体験を長時間提供できる数少ないデバイスの一つで、筆者もお気に入りです。

　高度なロウリュジェネレーターは、あらかじめ水道に接続されており、ノズルからスプレー形式で水を噴射することで、自動または半自動でサウナストーブに水を供給します。Kasteeの電子制御システムでは、利用者が目標とする湿度を設定すると、その目標湿度を達成するために必要な水量を自動的に噴射します。Harvia Autodoseには、手動操作が可能なリモートボタンや、ロウリュ用アロマを供給する機能が備わっており、ストーブがベンチから離れている場合に特に便利です。大型サウナでは、ベンチからストーブまでの水道管を含む機械式のロウリュジェネレーターが設置されることがあり、このシステムは多人数でのサウナ利用時に効率的かつ便利です。

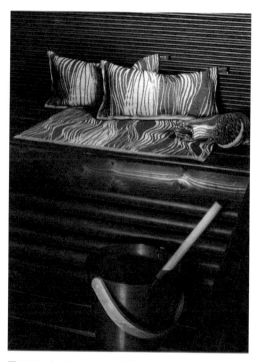

図147. タオルでベンチを覆うことにより、サウナに視覚的な魅力をさらに加えることができます。写真提供：Jokipiin Pellava

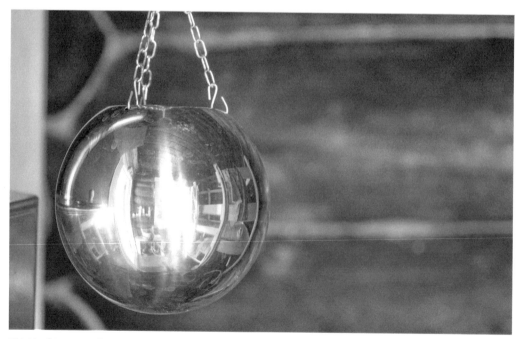

図146.「Saunapallo」はゆっくりとロウリュを行うサウナボールで、シンプルながらも効果的なアイテムです。

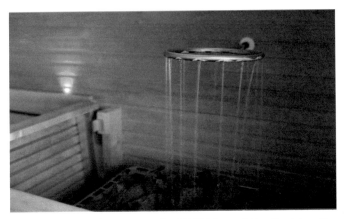

図148．ストーブ上部に設置された、遠隔操作のロウリュジェネレーター。

　フィンランドで特に人気があるのは、ヴィヒタのアロマオイルです。白樺の葉から抽出したアロマオイルをバケツに数滴加えるだけで、植物の新鮮な香りをロウリュで楽しむことができます。一方、アロマオイルがストーンに直接触れるリスクを懸念する声もあり、安全な成分のみを含むアロマ製品の使用が推奨されています。より安全に香りを楽しむ方法の一つとして、アロマオイルをスプレー形式にし、サウナ室内で噴霧することが挙げられます。それらはまず少量から試し、皮膚や目などに不快感を感じたら使用を中断するか、量を減らしてみましょう。筆者はユーカリ、ミント、レモンのような天然由来の香りを好んで使用していますが、フィンランドで試したアロマオイルは、少量でも刺激が強いものがありました。

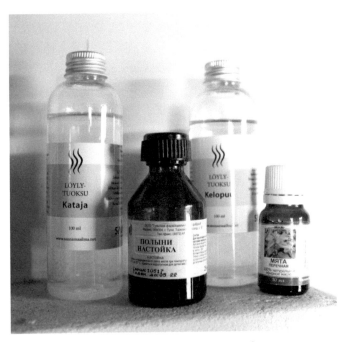

図149．ロシアとフィンランドのサウナアロマのサンプル。

スモークサウナの内装

　スモークサウナには火災のリスクが伴うという共通認識があり、そのため安全性を最優先に考慮する必要があります。火災の一般的な原因は既に明らかにされており、火災リスクを最小限に抑えるための3つの安全対策が存在します。

　第一に、十分な大きさを備えた煙の排気口を設置します。熱い煙は上昇する性質を持っているため、天井や壁の高い位置に排気口を設けることで、サウナ室内が過度に熱くなる前に煙を迅速に排出できます。排気口の大きさは、ストーブ炉内にある鉄格子と同程度と考えられます。フィンランドの伝統的な排気口である「lakeinen」は、壁に設置されたハッチと比べ、風の影響を受けにくいという利点があります。また、新しい試みとして、建物の外壁に向けて下方に開くヒンジ付きの窓を採用する方法もあります。このタイプの窓は、温め中にすすが付着するのを防ぐ効果があるとされています。第二に、スチームポケットが正常に機能するよう、空気漏れを防ぎ、空気の流れを制御します。これらが適切に行われない場合、強風時に木材が焦げたり発火したりする可能性があるため、注意が必要です。最後に、熱によって燃えやすい素材を保護します。これには、サウナストーブの近くにある木材の表面を不燃材で覆う措置が含まれます。また、サウナの空洞部はロックウールなどの断熱材で保護します。さらに、表面に堆積するススによる問題を避けるために、ススがたまりやすく清掃が困難な構造は極力避けましょう。加えて、火災の主な原因である人為的な操作を自動化する、ペレット燃料を使用するストーブに置き換える、または不燃性の材料であるコンクリートを使用してサウナをつくることも検討するとよいでしょう。

　スモークサウナの内装においては、安全性とともに照明への配慮が欠かせません。時間が経過すると室内が暗くなり、視認性を維持するために適切な照明の設置が必須となります。しかし、スモークサウナ特有のススは、照明を高い位置に設置することを困難にします。煙の排出を考慮した設計であっても、ススが常に飛散し表面を覆うことになります。このため、かつてキャンドルやランタンが使用されたこともありますが、現在では照明や窓を床近くに設置することが一般的です。また、入浴中の安全を考慮して窓を保護するか、外開きの窓の使用も有効な方法の一つです。室内がススで覆われる傾向にあるため、多くの設計者は折りたたみ式や取り外し可能なベンチを好む傾向にあり、これはサウナの温め中にススが表面に付着するのを防ぐためです。

サウナで音楽や映像を楽しむ方法

　フィンランドのサウナでは、視覚や聴覚的な刺激を最小限に抑え、静かで穏やかな環境が望まれることが一般的です。これは長年にわたりサウナ愛好家に愛されてきた伝統であり、現在もその傾向が続いています。しかし、サウナで音楽やテレビを視聴することを好む人々も世界には存在します。これらの機器をサウナに導入する際は特別な配慮が必要です。

100年以上前のスモークサウナは、壁の高い位置に排気口が備えられています。写真提供 ハンヌ・パカリネン（フィンランドサウナ協会）。

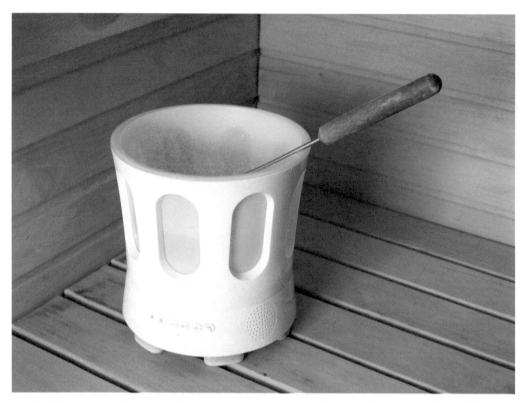

図150.「Northern Pails Zone」のBluetoothスピーカーは、まずまずの音質とサウナに特化した機能を備えています。

　音響システムは映像装置よりも導入が容易ですが、電子制御機器はサウナ室の外に設置することが望ましいでしょう。防水性のスピーカーはサウナ内に設置可能ですが、光ファイバー照明と同様に配線の計画が必要です。そのため、ワイヤレススピーカーをサウナに持ち込むことも一つの選択肢です。ワイヤレス技術は利便性が高く、将来的にはスマートアシスタントや音声制御機能もサウナで活用されると見込まれています。最近では、サウナの内壁に埋め込まれたBluetoothスピーカーがあり、壁のパネルを通じて音を伝える仕組みも存在します。これにより、スピーカーが目に見えない形で、Bluetoothモジュールのようにワイヤレスで操作可能です。

　サウナで映像を楽しむ場合、内装設計に大幅な変更が必要になります。一般的なディスプレイデバイスは、サウナの高温環境に適していないことが多いため、サウナに窓を設け、その外側から液晶ディスプレイやプロジェクタースクリーンを設置する方法が有効です。

　音響と映像の導入に際して、最も重要なのはそれらをどのように機能させるかではなく、サウナで楽しむべきコンテンツの種類です。サウナ体験に適したコンテンツは、利用者の好みや求める体験に大きく依存します。フィンランドのサウナ施設では、オーロラの映像と自然音が控えめに流れることがあります。しかし、筆者個人の意見として、このような追加機能は特に必要とは感じていません。

　サウナの内装に関する解説は以上です。サウナの天井から床に至るまで、フィンランドサウナの設計に必要なあらゆる要素を網羅し、多くの選択肢を提供しました。この章で紹介し

た包括的なアドバイスを参考にすれば、質の高いサウナを実現できるでしょう。これらのアイデアを選び決定することは、皆さん自身で行うか、サウナの専門家に相談することをお勧めします。ただし、最高のものを追求するのではなく、自身にとって最適な、質の高いサウナ体験を目指すことが大切です。

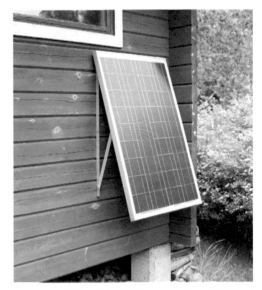

図151. 小規模な太陽光発電システムは、電気設備が整っていない小屋の照明にも十分なエネルギーを供給できます。

Read More
Printed Books and Scientific Publications
Konya & Burger, 1973
Liikkanen, 2019
Nore et al. 2015

Internet Sources
https://ledify.fi/en/portfolio/saunaled-lighting/ Example of LED light designed for use in sauna temperatures
https://kastee.fi/ Finnish sauna humidity control system
https://www.zonespeaker.com/ Finnish Bluetooth speaker for sauna use
https://harvia.fi/en/about-us/newsroom/harvia-studied-finnish-and-german-sauna-preferences-one-thing-unites/ Study about Finnish and German consumer sauna preferences by Harvia in 2020.
https://en.wikipedia.org/wiki/Average_human_height_by_country Average human height across the world
https://en.wikipedia.org/wiki/Moisture_sorption_isotherm
https://www.woodproducts.fi/articles/antibacterial-properties-wood-should-be-leveraged-

Author's Pinterest Boards for Interior Design Inspiration
https://fi.pinterest.com/alliikkanen/saunan-valaistus-sauna-lighting-saunologiafi/
https://fi.pinterest.com/alliikkanen/saunan-lauteet-sauna-benches-saunologiafi/
https://fi.pinterest.com/saunologi/saunan-sein%C3%A4t-walls-sauna-saunologiafi/

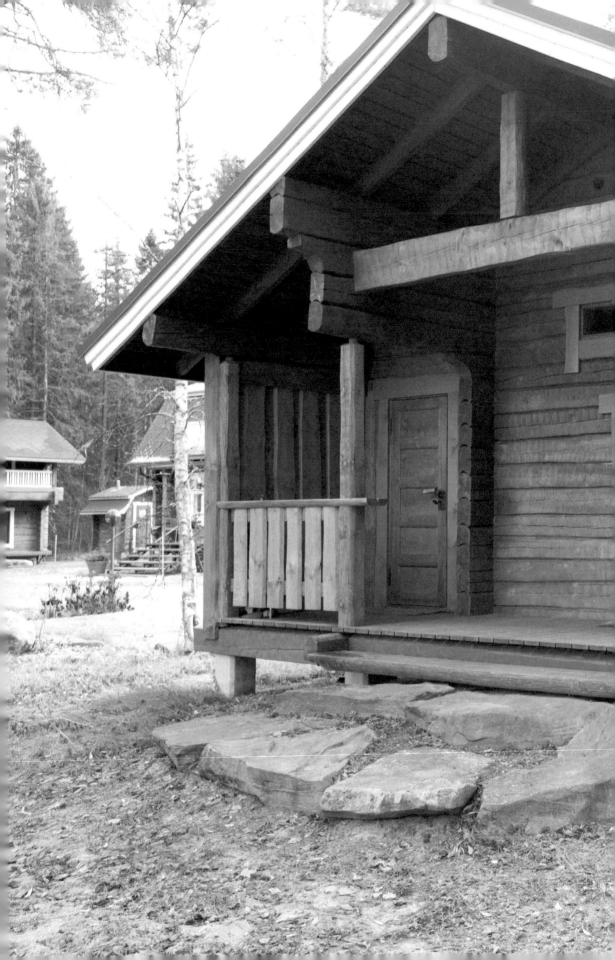

6.
現代のフィンランドサウナ小屋

　この章では、フィンランドで市販されているサウナ小屋の製品事例を紹介し、これまでに解説した要素がどのように組み合わされ、反映されているかを解説します。ここで紹介する写真や図面は、メーカーからの提供であり、実際の製品と異なる場合があることをご理解ください。また、これらの製品は筆者の設計思想と合致しており、他の製品よりも優れていると示唆するものではありません。

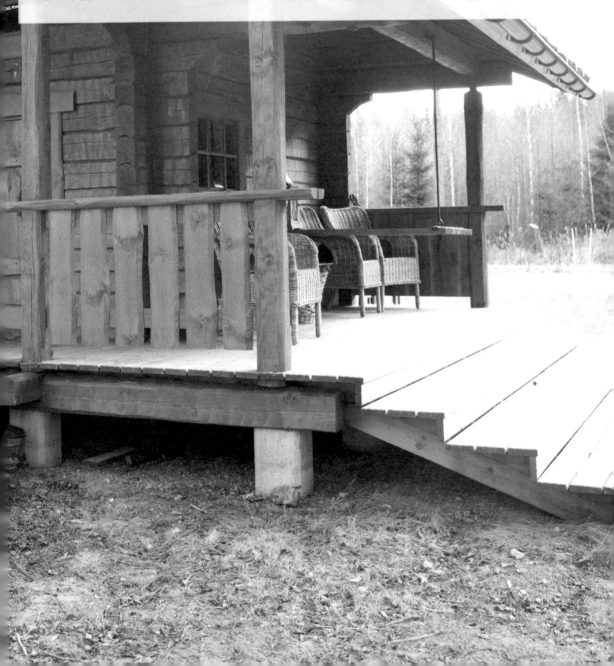

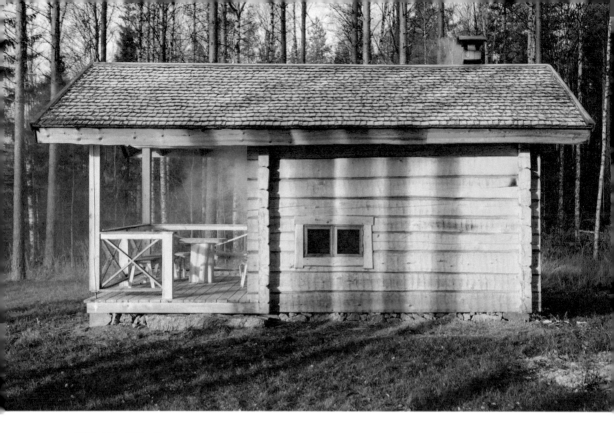

製品紹介「Hirsityö Heikkilä Viljami」

　Hirsityö Heikkilä Viljamiは、フィンランドの建築家であり、スモークサウナの歴史家でもあるリスト・ヴォッレ・アピアラによって設計された、伝統に忠実なサウナ製品です。Hirsityö Heikkiläの丸太小屋は、ユニークな木造建築とその卓越した技術で知られています。高品質のフィンランド産木材を用いた頑丈な構造は、数世紀にわたる持続可能性を提供し、中長期の投資に値するでしょう。Viljamiは大型のスモークサウナストーブを備えており、大人数向けに設計されています。

参照：http://www.hirsityoheikkila.fi/en/

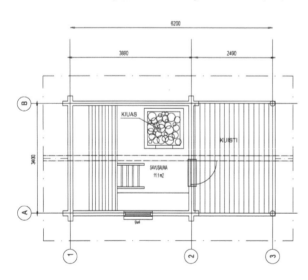

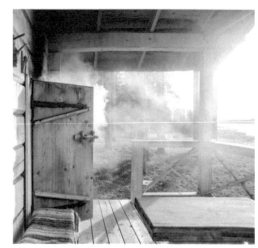

180

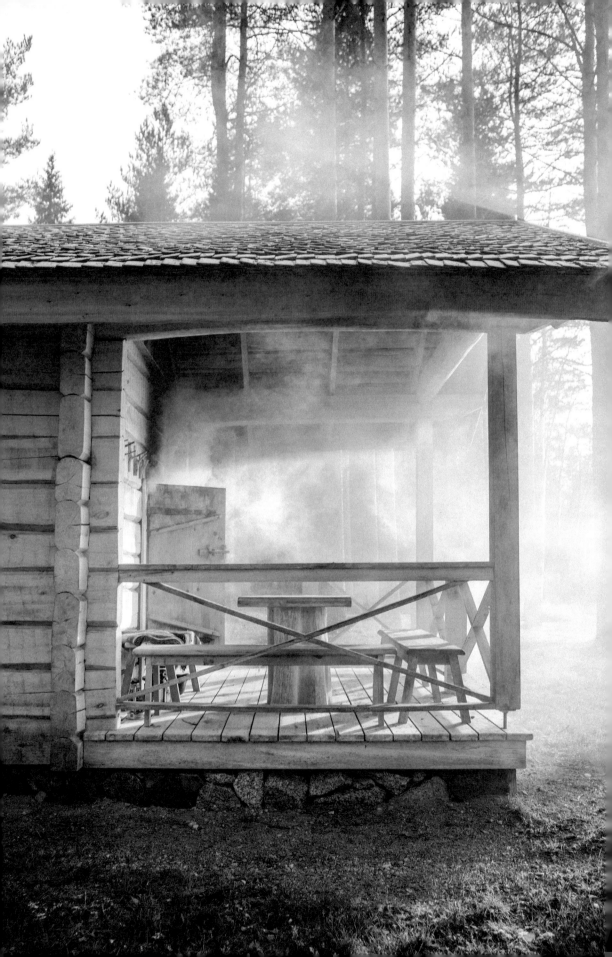

製品紹介 「Harvia Solide 1」

　Harviaは、多くのアウトドアサウナ製品を製造し、世界中に展開しています。Solide 1は、さまざまなカスタマイズが可能な製品で、主にヨーロッパ大陸とアメリカ大陸で販売されています。また、より広いスペースを備えた大型のSolide 2や、Solide 3も一部地域で展開されています。これらの製品は、フィンランドのデザイナーであるVesa Vehmaaによって設計されました。火災防止と照明保護用のフロストガラスをはめ込んだトンネル型ストーブが特徴的な製品です。

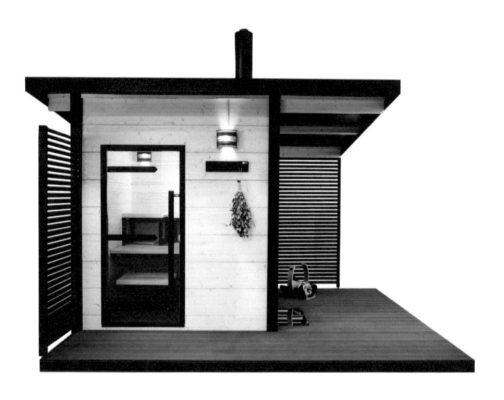

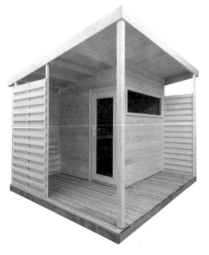

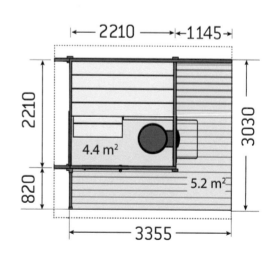

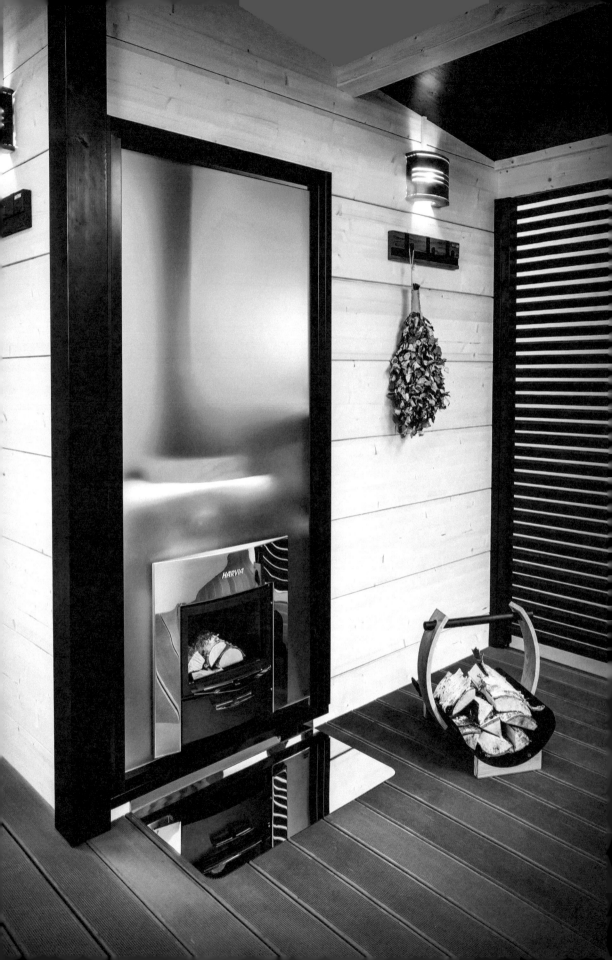

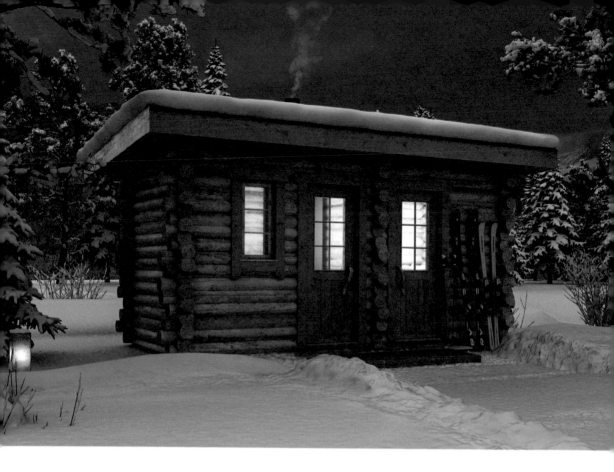

製品紹介「Huliswood Iso-Huli and Vasta-Huli」

　　Huliswoodは長年にわたり、丸太を使用したオーダーメイド製品を手がけてきました。しかし、Huli-saunaの製品ラインナップはHuliswoodにとって新しい挑戦です。Iso-Huliは、家族向けの大きさを備えたケロサウナと、小さな更衣室などが付帯しています。Vasta-Huliは、サウナ室の内部を1m拡張して座席容量を2倍に増やすことが可能です。これらの製品はすべて、家具付きで提供されています。製品に使用されるケロ材は、高緯度地域で数百年間にわたって育成された木材から選ばれ、その独特の風合いが特徴です。

Iso-Huli

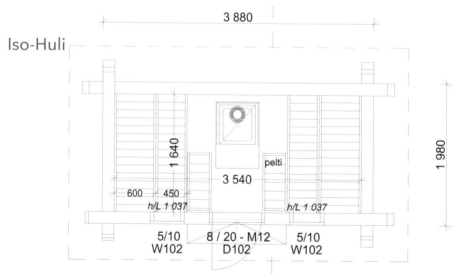

Vasta-Huli

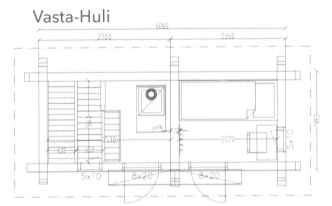

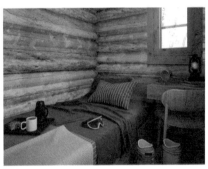

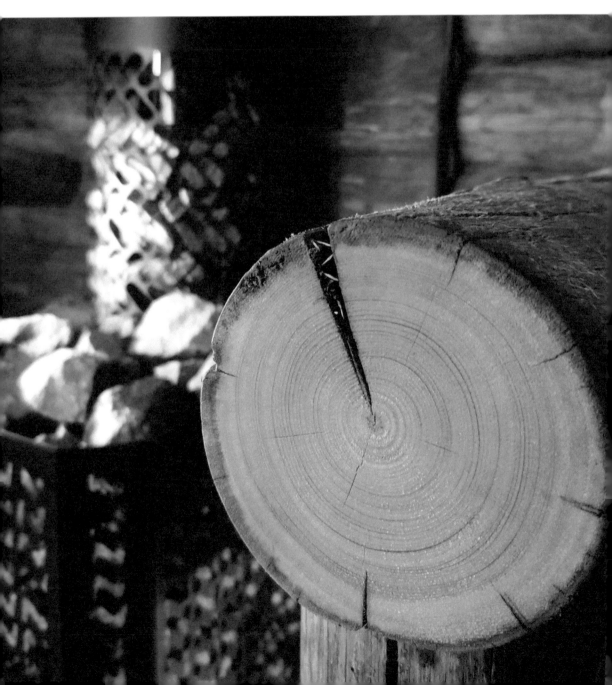

製品紹介 「Salvos Väinämö Range」

　Salvosは丸太を取り扱う現代的な企業で、顧客のニーズに応じたさまざまな製品を提供しています。Salvosのサウナは細部にわたる巧みなデザインが特徴で、その価格に見合う高い価値を提供しています。サイズは基本的に一律ですが、ドアや窓の配置、レイアウトなどのカスタマイズが可能です。現在、SalvosはVäinämöを展開しており、25種類のオプションを提供し、家具付きの製品販売も行っています。

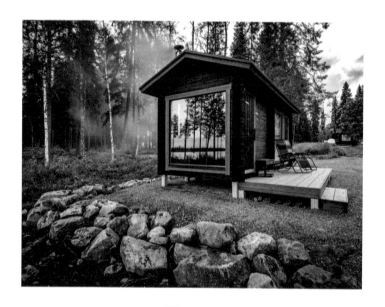

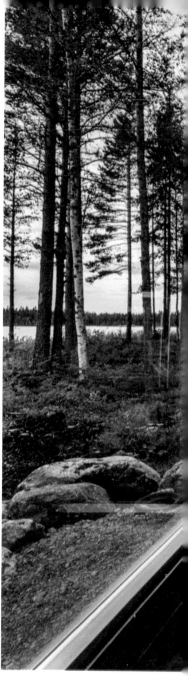

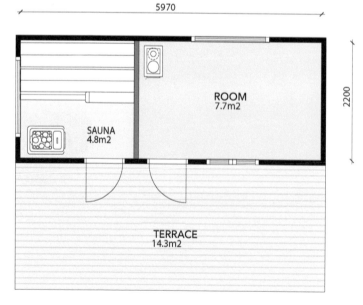

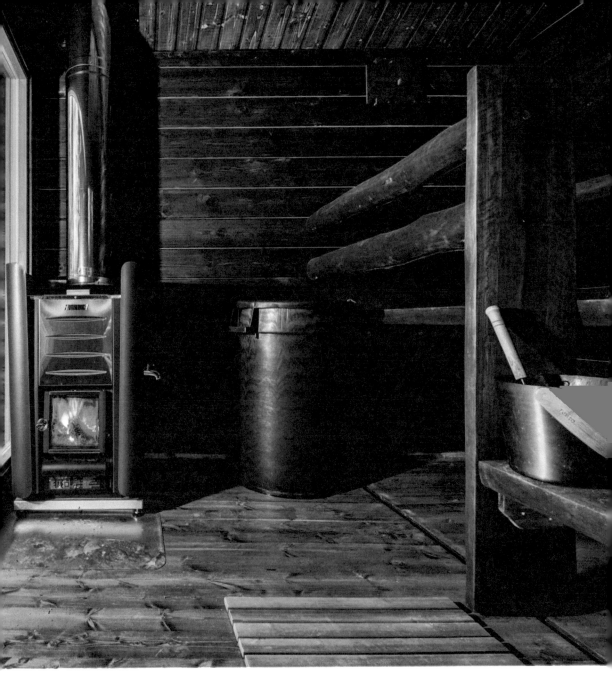

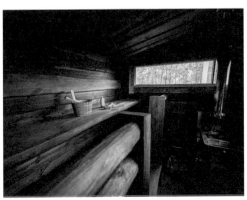

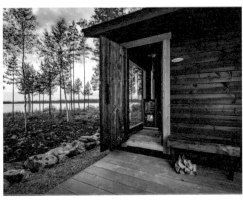

一から建てなくても、ととのえます
ハルビア純正サウナルーム

世界 No.1 ブランドと
プロフェッショナルに甘えよう

ソポ 1616

導入のご相談はお近くの
ハルビアサウナディーラーへ →

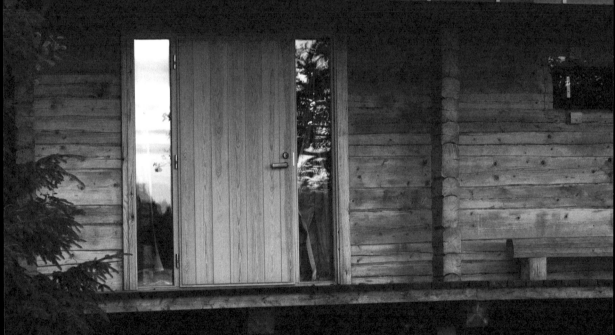

NARVI

MAXIMUM RELAXATION

NARVI.FI

サウナ小屋の優位性に関する考察

　フィンランドには、サウナ小屋の優位性があると考えられています。この考えは、100年から200年前の伝統的なサウナの経験に基づく可能性がありますが、21世紀においても根拠があるのでしょうか。残念ながら、これらの主張の大半が推測に基づくものである可能性が高いでしょう。サウナ小屋の優位性を示す明確な利点の一つは、ログ材がもたらす断熱効果です。約18cm〜20cmの厚さを持つログ材を壁に使用することで、優れた断熱効果が得られ、内装設計にも利点をもたらします。サウナが使用されていない時、ログ材の壁は湿気を吸収し、サウナを温める際には、この水分が放出されることがあります。筆者は、この現象がサウナ小屋の欠点であると考えています。

　サウナ小屋の設計と建築、およびメンテナンスには、特別な配慮が求められます。特に、木材の乾燥による収縮は重要な課題です。木材は乾燥すると収縮する傾向があり、最初は収縮速度が速いものの、時間が経過するとその速度は徐々に緩やかになり、最終的には直径の約5%まで縮小する可能性があります。この収縮は、屋根、窓、ベンチ、ドア枠などの構造に影響を与えるため、壁が収縮してもその機能を維持できるように、あらかじめ設計に工夫が必要です。たとえば、設計段階で高さ200cmでつくられたサウナの天井は、10年後には約10cmほど縮小することが予想されます。

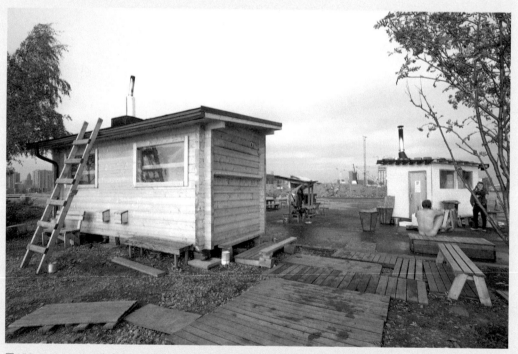

図152. ヘルシンキで有名な公共運営の「Sompa Sauna」は、主に余った資材を持ち寄って建設されました。写真は2018年のもので、このサウナは無垢の丸太で構成された枠組みでつくられています。

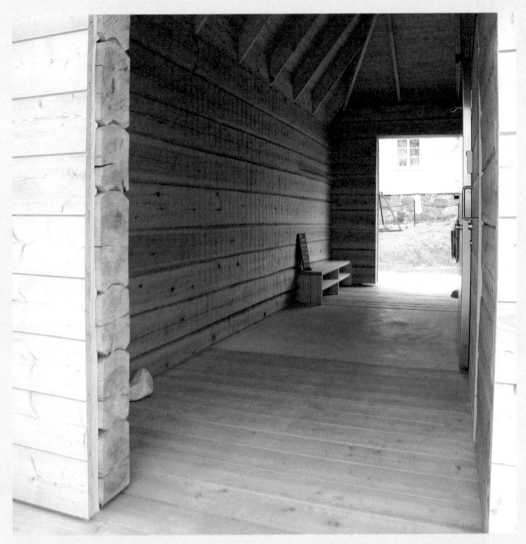

図153. ヘルシンキにある「Lonna Sauna」は、平らに削った丸太を使用して建てられたサウナ建築です。ファサードは板材で覆われています。

　もう一つの問題点は、優れた断熱性にもかかわらず、サウナを温めるのに時間がかかることです。特に、厚いログ材を使用すると、温める際に多くの熱が吸収され、その後放出されます。この問題を解決するためには、平らに削ったログ材の使用が推奨されます。また、サウナ小屋の構造が換気問題を直接解決するわけではありません。この誤解は、古い建築伝統への無知から生じた誤解で、適切に組み立てられたログ材の壁はしっかりと密閉されており、大量の空気が外へ逃げることはありません。熱気や湿気がわずかに漏れる程度では、十分な換気を確保することはできないのです。したがって、第4章で解説した自然換気の仕組みが必要となります。また、壁が濡れた場合にカビの発生を防ぐため、最下層のログ材には断熱材やシーリング材を入れないようにしましょう。

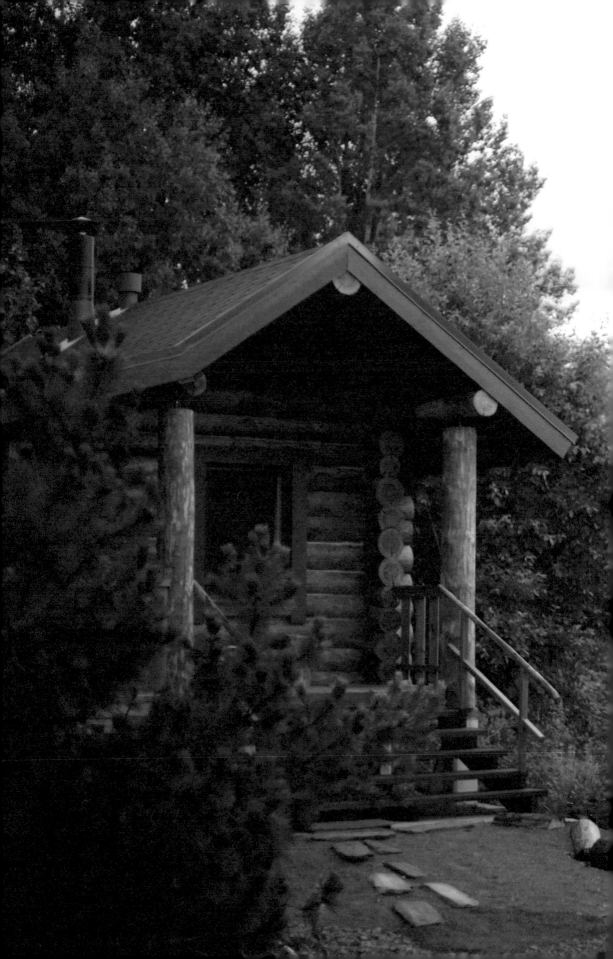

7.
本書のまとめと未来のサウナ

　フィンランドのサウナは、いくつかの技術革新を経て新たな方向へと進化してきました。その結果、フィンランドサウナは形を保ちながらも、何世紀にもわたって存続し続けることができたのです。この章では、サウナづくりを通じてフィンランドサウナの魅力をどのように表現できるかについて考えてみましょう。

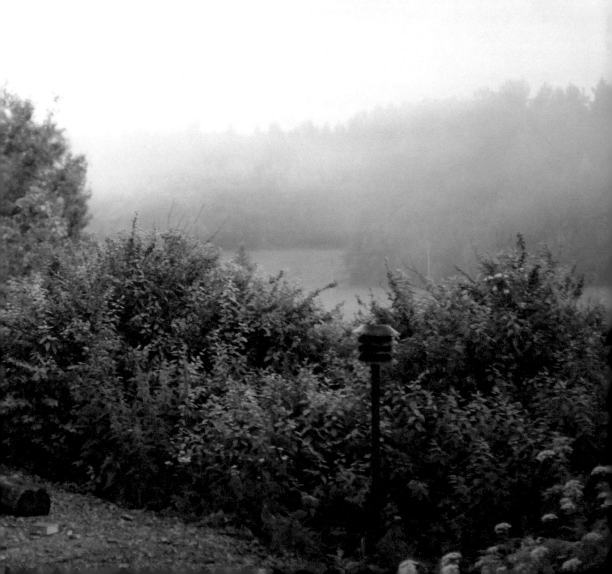

最高のサウナ体験を実現するために

　本書では、サウナ体験に影響を与えるさまざまな要素を体系的に解説してきました。内容が多岐にわたるため、圧倒されてしまったかもしれません。まずは大まかな枠組みを理解し、その後、各詳細な領域に取り組むことを推奨します。サウナを設計する上で直面する課題については、優先順位を見直し、焦点を絞ることが大切です。

- サウナ室内外の設備環境、サイズの決定
- 熱の設計、ストーブの選択、煙突や電気の設置条件
- 空気の設計
- 内装の設計
- 天井、壁、ベンチの設計
- ドア、床、窓、照明、基礎の設計

　本書はサウナの設計に特化しており、一般的な建築に関するマニュアルではないことをご理解いただけると幸いです。建築や技術に関する専門知識がない場合は、専門家の協力を求めることを強く推奨します。これまでの章で学んだ知識を活かして、サウナに必要な要件を準備し、設計への理解を深め、サウナに関する一般的な誤解を払拭しましょう。適切に設計されたサウナは、充実したサウナ体験と質の高いロウリュ体験の基盤を築きます。適切な温度設定、傷のないストーン、良質な水、そして清潔なサウナ環境が整えば、サウナストーンに水をかけるたびに、ロウリュの魅力を実感できるでしょう。

フィンランドサウナをどこでも実現する方法

　フィンランドサウナを建築または購入を検討する際には、屋内サウナと屋外サウナのどちらもフィンランドからの輸入が可能です。ただし、サウナキットやストーブの輸送には高額な費用がかかる上、配送にも時間が必要です。これらのリスクを減らす一つの方法として、航空輸送を利用することが挙げられます。フィンランドサウナを実現するためにアジアやアメリカ産の国産材料を使用することも可能ですが、重要なのはこれらの材料が設計要件を満たしているかどうかです。特に、ストーブとストーンの選択は複雑です。世界中で電力環境が異なるため、フィンランド向けに設計された電気ストーブがそのままでは使用できない場合があります。しかし、薪ストーブは特注で製造可能であり、スチールメッシュデザインは比較的再現しやすいかもしれません。サウナストーンの入手が難しい場合でも、北米、ヨーロッパ、アジアにはサプライヤーが存在し、解決策を見つけることができるでしょう。ただし、フィンランドほどの多様な選択肢を期待するのは難しいかもしれません。

　フィンランドサウナの実現にあたっては、その魅力を損なわないよう留意することが大切です。本書は、一般的に利用されているサウナのコンセプトに焦点を当てており、フィンランド以外で見られる特殊なサウナについては、設計と建築に関する専門的な知識が求められます。また、スモークサウナなどの特殊なサウナを再現したい場合は、フィンランドの専門家に相談することを推奨します。

未来のサウナについて考える

　フィンランドでは過去100年にわたり、サウナ文化と技術が劇的に進化し、予測不能な形で発展を遂げてきました。しかしながら、近年のパンデミック（COVID-19）の影響で多くの公共サウナや地域コミュニティの共用サウナが閉鎖され、フィンランド人の約4分の1がサウナ利用を減らしたことが明らかになりました。幸いにも、パンデミック後は公衆サウナの営業が再開されましたが、これは中世以来何度もパンデミックに対応してきた歴史を繰り返しています。公衆サウナはかつて重宝されていたものの、現代のフィンランド人はプライベートなサウナ文化を享受しており、社会的意義が薄れています。

　また、サウナの持続可能性に関する懸念があります。薪サウナのように木を燃やす方式では、CO_2排出量に関する懸念があるため、排出量の調査と削減を目的とした研究が進められています。しかし、それらの研究を上回る形で、法的措置として薪ストーブの使用に実質的な制限や禁止が導入される可能性があります。これがフィンランドで現実となれば、パンデミック以上の衝撃をもたらすことになるでしょう。世界の一部地域では薪ストーブの使用が既に制限されていますが、CO_2排出が伴うにも関わらず、木材を燃やすことはカーボンニュートラルであると認識される地域もあります。

　さらに、太陽光発電を活用したサウナが普及するかどうかは非常に興味深い問題です。フィンランドでは、長い冬期間をサウナ文化で乗り越える習慣が深く根付いており、限られた太陽エネルギーをいかに効率的に活用できるかが重要です。

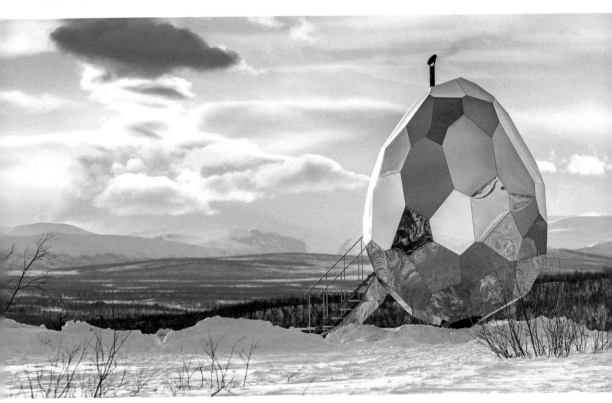

図154. フィンランドのサウナは控えめである一方で、スウェーデンのアーティスト、ビゲルト＆ベルグストロームは、これとは反対の目を引くサウナ「Solar Egg」を世に出し、注目を集めています。写真提供：ビゲルト＆ベルグストローム

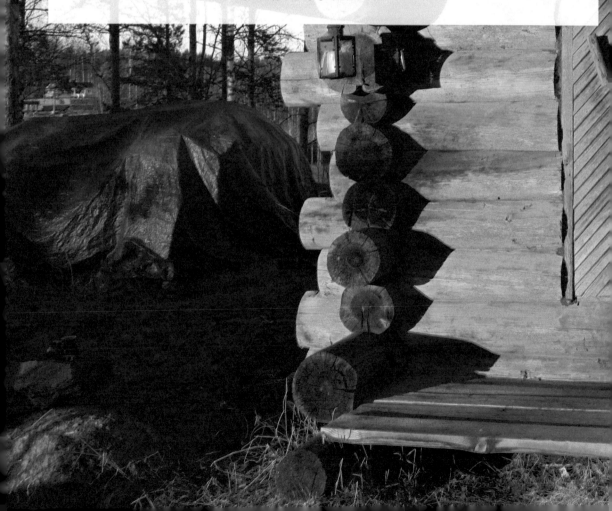

サウナオーナーへのメッセージ

　サウナをお持ちになる皆様へ、心からの祝福を申し上げます。本書に記載されている推奨事項に従い、本格的なフィンランドサウナをつくることで、時間が経つにつれて幸福感が増すことでしょう。宝くじに当たること以上の喜びをもたらす可能性もあります。サウナの熱とロウリュの体験は、新しい車やデジタルガジェットとは異なり、長期にわたって持続的な価値を提供します。新しいものの魅力は往々にして時間と共に薄れがちですが、サウナは人生における長期的な投資としての価値があるでしょう。

　サウナを所有することは、それなりの責任を伴います。サウナの心地よさを維持するためには、定期的な清掃とメンテナンスが欠かせません。特に、薪サウナやスモークサウナの愛好者の方々には、サウナの運営に必要なひと手間を日々の生活の一部として取り入れることが大切です。何世紀にもわたるサウナの維持管理の伝統を受け継ぐことで、サウナは継続して快適な空間を提供し、時間が経つにつれてその風合いを増していきます。サウナを大切に扱うことで、サウナそのものがあなたの生活にとってもかけがえのない存在となるでしょう。

　もしサウナオーナーになることに躊躇いがあるなら、プロジェクトを始める前に、さまざまなサウナを体験してみましょう。そして、「このサウナこそ素晴らしい」と感じた瞬間に本書に戻り、あなたの理想のフィンランドサウナを実現する方法を考えてみてください。

　あなたのサウナの夢を叶える旅を始めましょう！

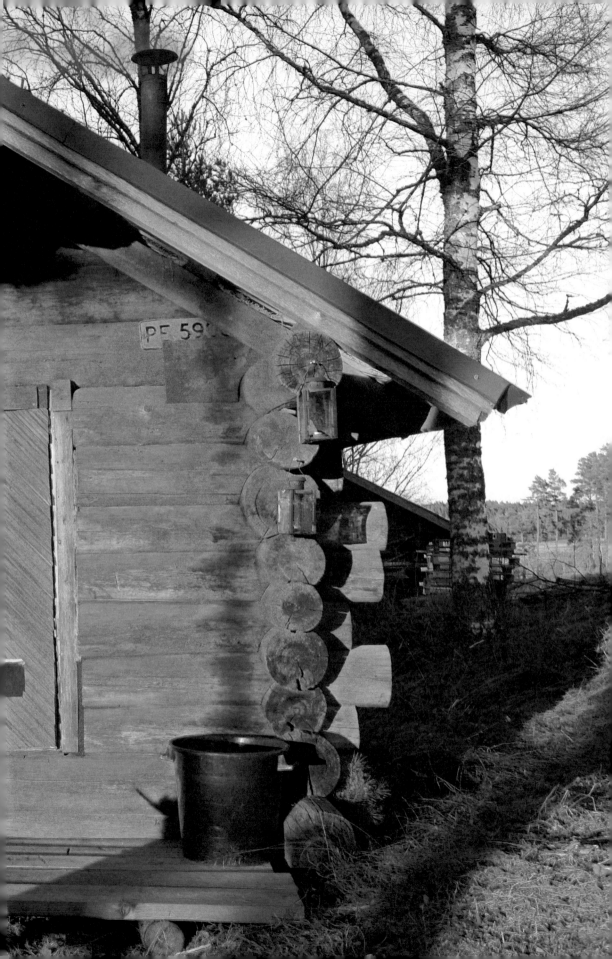

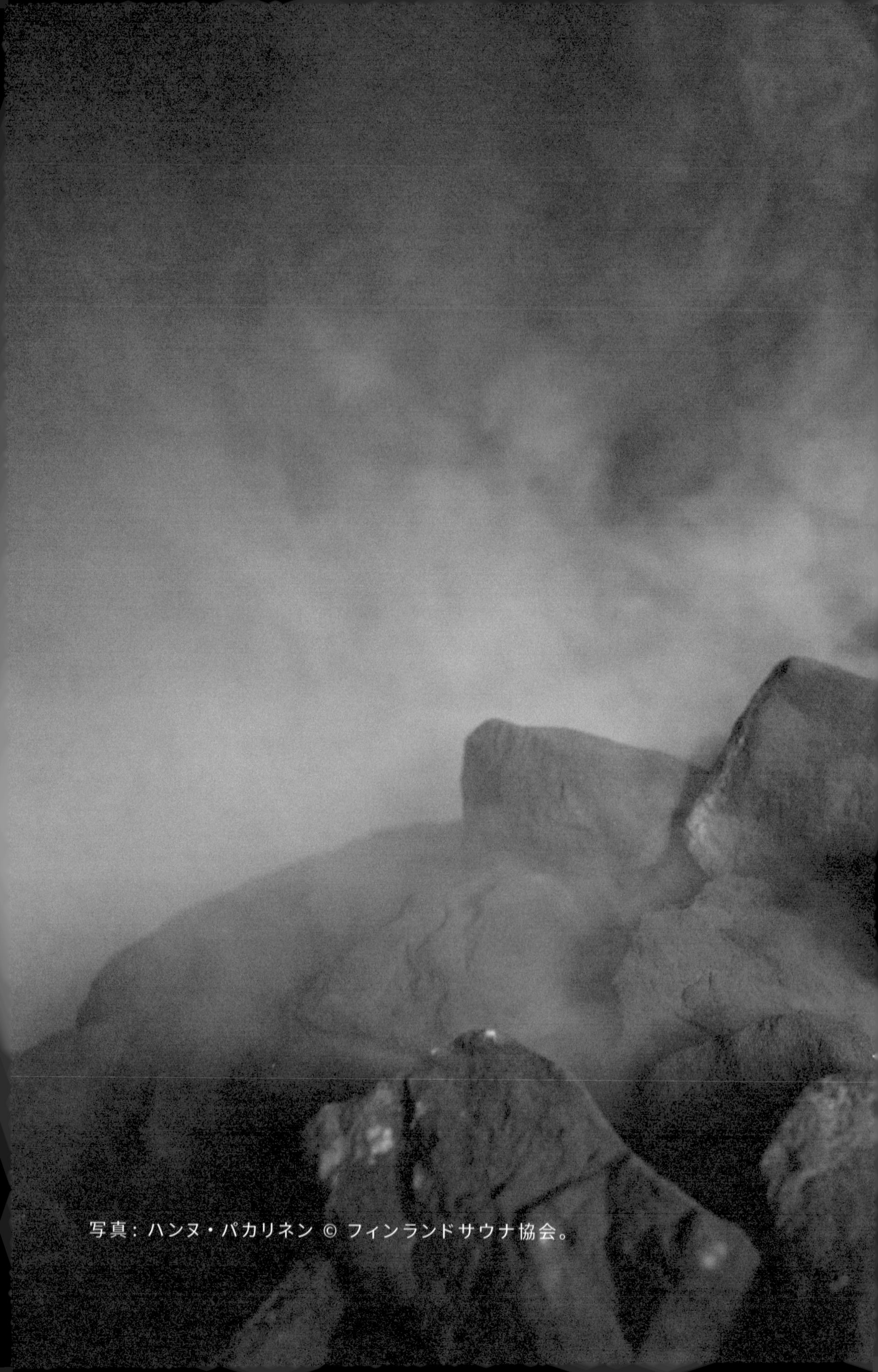

写真：ハンヌ・パカリネン © フィンランドサウナ協会。

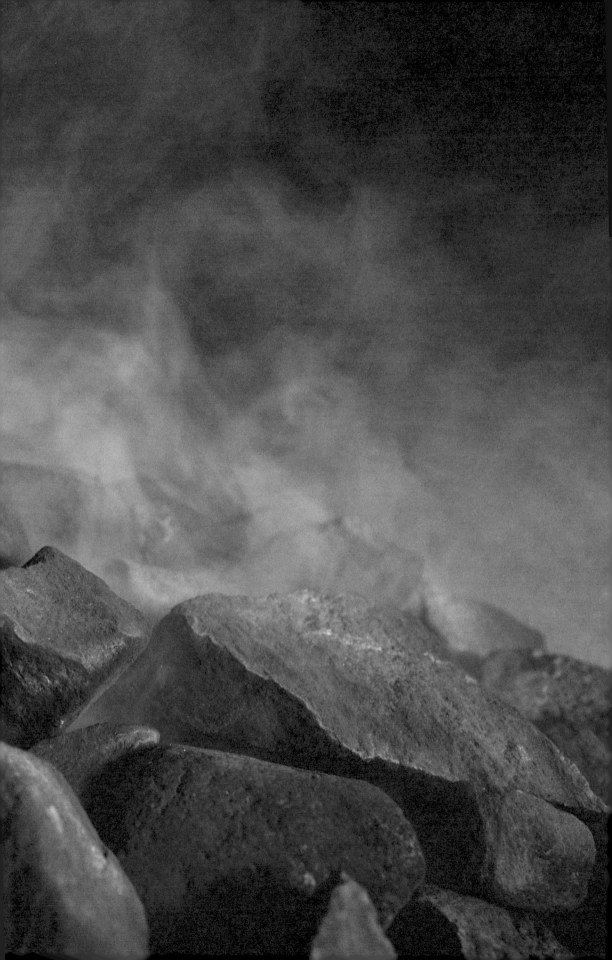

付録

フィンランドのストーブブランド

　2021年1月時点でフィンランドに基づくサウナストーブブランドのアルファベット順リスト。登録されたブランドは固定の製品ラインを生産しています。耐久性の高い電気ヒーターは公共のサウナ用に設計されています。

Aino. Electric heaters.

Aitokiuas. Wood-burning (heat storing).

Harvia. Electric, wood-burning, infrared heaters, cabins, water boilers, and accessories.

Hehku-kiuas. Electric and wood-burning heaters.

HPK/HST. Electric heaters (heavy duty).

IKI. Electric and wood-burning heaters.

Kastor. Wood-burning heaters.

Kota. Wood-burning heaters, water boilers.

Magnum. Electric heaters.

Misa. Electric and wood-burning heaters.

Mondex. Electric (incl. flat) and wood-burning heaters.

Narvi. Electric and wood-burning heaters. Parra. Wood-burning heaters.

Peltisepänliike Mika Häkkinen. Wood- burning heaters (classical).

Sauna Granit. Electric heaters (flat). Saunasampo. Electric heaters (heavy duty). Sydän-kiuas. Wood-burning heaters.

Teräskiuas. Wood-burning heaters.

Tulikivi. Electric and wood-burning heaters.

TyloHelo. Electric heaters.

Veto. Electric and wood-burning heaters.

あとがき

　この本を完成させる道のりは、本の内容自体よりも刺激的でした。予期せぬ出来事がなければ、この本は書かれなかったでしょう。米国に住むフィンランド人であるエーロ・キルピと共に、2019年にクラウドファンディングキャンペーンを行いましたが、プロジェクトを支えるための資金は集まりませんでした。しかし、このトピックに対する国際的な関心があることを証明しました。その直後、フィンランドのノンフィクション作家協会から本の執筆のための助成金を受け取り、2020年初めに本の準備を始めることができました。ドラフトを完成させた後、2020年秋にはCulicidae Architectural Pressがプロジェクトに参加し、最終的に、2020年後半にフィンランドサウナ協会からプロジェクトの最終化のための少額の助成金を受け取りました。2020-2021年にかけての雇用主であるQvikとSupermetricsはプロジェクトに取り組むための時間を取ることを許可してくれました。

　物理的なサポートだけでなく、短期間でこれをまとめることができた多くの人々に感謝します。本の執筆と開発プロセスを助けるために、時間を惜しみなく提供してくれた複数の著者、研究者、専門家の寛大さに感謝します。これにはジャルモ・ヒルトゥネン、ブライオン・マクウィリアムズ、ヤルッコ・ティッサリ、サンプサ・ヴァータイネン、ティモ・ヴェサラ、ラウリ・ヌッロ、リスト・ヴオッレ-アピアラ、ジェイク・ニューポート、エルッキ・フレドリクソン、リスト・エロマー、ヤリ・ラウッカネン、ヘイッキ・リュティネン、イーサン・ポロック、ウント・ハッカライネン、ヴェサ・ハタッカ、アーロン・ハウタラなどが含まれます。ギャヴァン・スミスは原稿の最終化を助けるために莫大な努力をしましたし、編集者のマイケシュ・ミューケも大変な仕事をしました。これは皆さんがいなければ実現しませんでした！

　いくつかの組織や企業から出版物や写真の形でサポートを受けました。国際サウナ協会、サウナ・フロム・フィンランド、そしてフィンランドサウナ協会など、sisuを持つ組織に大きな感謝を。サウナブランドのHarvia、IKI、Misa、Magnum / Tähtisaunat、Muko、Narvi、Sauna Granit、Tulikivi、Tylo Helo、そしてキャビンメーカーのHuliswood、Hirsityö Heikkilä、Salvosにも感謝します。

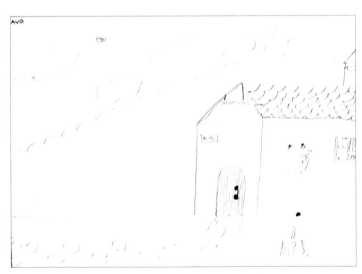

愛する家族：リッカ、アルヴァル、そしてスヴィカリオキャビンの絵を描いたアヴァには特別な感謝を込めて。

参考文献

書籍はフィンランド語版または英語版のいずれかでのみ入手可能です。並行版は注記されています。著者によるオリジナルのフィンランド語タイトルの翻訳は角括弧 [] 内にあります。

Aaland Mikkel, 1978/2017. *Sweat. The Illustrated History and Description of the Finnish Sauna, Russian Bania, Islamic Hammam, Japanese Mushi-Buro, Mexican Temescal, and American Indian & Eskimo Sweatlodge*. Cyberbohemia Press, California.
> A classic anthropological and historical study of bathing cultures around the world. Kindle edition available, print sold out long-ago.

Acerbi Joseph, 1802. *Travels through Sweden, Finland, and Lapland to the North Cape in the years 1798 and 1799*. Joseph Mawman: London. Available digitally at https://www. doria.fi/handle/10024/69486
> A unique travel diary illustrated with exhilarating engravings that also depict a sauna from the late eighteenth-century Finland.

Alexander, Dominik D, William H Bailey, Vanessa Perez, Meghan E Mitchell and Steave Su (2013) Air *ions and respiratory function outcomes: a comprehensive review*. Journal of Negative Results in BioMedicine 2013, 12:14 http://www.jnrbm.com/content/12/1/14

Blåfield Heli & Blåfield Ville. *Saunavuoro* [Sauna time]. Teos: Helsinki, Finland.
> Photography-driven book about Finn's private sauna life in contemporary Finland. Documentary that realistically depicts the many ways of sauna.

Hannuksela, M. L., & Ellahham, S. (2001). Benefits and risks of sauna bathing. *The American journal of medicine*, 110(2), 118–126. https://doi.org/10.1016/s0002-9343(00)00671-9

Harvia Plc. 2018. Hyvän olon sijoitus [An investment in wellness]. Marketing material of initial public offering. PDF
> This guide includes market insights about sauna heaters world wide.

Hautajärvi Harri, 2010. *Villas and saunas*. Rakennustieto: Helsinki, Finland.
> An architecture book exhibiting a range of modern Finnish villa and sauna buildings and their floor plans, although without details measurements.

Helamaa Erkki, 1999. *Kiuas – saunan sydän* [Sauna heater, the heart of the sauna]. Rakennustieto: Helsinki, Finland.
> A book focused on sauna heaters from a professor of architecture.

Hussain, J., & Cohen, M. (2018). *Clinical effects of regular dry sauna bathing: a systematic review*. Evidence-Based Complementary and Alternative Medicine, ArticleID 1857413. doi: https://doi.org/10.1155/2018/1857413

Hussain, J. N., Greaves, R. F., & Cohen, M. M. (2019). A hot topic for health: Results of the Global Sauna Survey. Complementary therapies in medicine, 44, 223-234. doi: https://doi.org/10.1016/j.ctim.2019.03.012

Forssman Max, 1997. *Kemin Elijärven kaivoksen serpentiniittiytyneistä peridotiittisista saunan kiuaskivistä ilmaan irtoavat kuitumaiset silikaattimineraalit*. Master's thesis. University of Oulu.
> Unique study about the release of asbestos from natural sauna stones under sauna conditions.

Graeffe Gunnar, Ihalainen Heimo, Lehtimäki Matti, Miettinen Kalervo, Hannu Salmi, 1976. *The Ions in Sauna Air*. In Teir Harald, Collan Yrjö, Valtakari Pirkko, 1976. *Sauna Studies*. s. 134–140.

Konya Allan and Burger Alewyn. 1973. *The International Finnish Sauna Handbook*. The Architectural Press: London, UK.
> This book is probably the most comprehensive book written about Finnish sauna design by non-Finnish authors. After almost fifty years, it is naturally partially outdated, but its various illustrations

Laukkanen, Jari A., Laukkanen, Tanjaniina, & Kunutsor, S. K. (2018). Cardiovascular and other health benefits of sauna bathing: a review of the evidence. Mayo clinic proceedings, 93 (8), 1111-1121.

Laatikainen Satu, 2019. *Saunan kansa* [The people of sauna]. Suomalaisen kirjallisuuden seura SKS, Helsinki, Finland.
> This monograph provides the latest contemporary view into Finnish sauna during the 20th century from a cultural anthropology perspective.

Liikkanen, Lassi A., 2019. *Hyvien löylyjen salaisuus* [The secret of great löyly]. Rakennustieto: Helsinki, Finland.
> The original Finnish title that inspired me to create this English book.

Liikkanen, Lassi A., 2020. *Menetelmä kiuaskivien kestävyyden tutkimiseen* [Method for studying the durability of sauna stones]. Saunologia.fi digital article https://saunologia. fi/kiuaskivi-protokolla-1/

Liikkanen, Lassi A .,2020. *Kaikki suomalaiset kiukaat 2020* [All Finnish sauna heaters]. Saunologia.fi digital article https://saunologia.fi/kaikki-kotimaiset-kiukaat-2020/

Liikkanen Lassi A. & Laukkanen Jari A., 2021. *The sauna bathing frequency in Finland and the impact of Covid-19*. Complementary Therapies in Medicine, (56) Jan, 102594.

MacQueron Coren & Leppänen Perttu, 2017. Experimental Validation Of A Computational Fluid Dynamics Simulation Of A Wood Fire Heated Sauna With Fire Dynamics Simulator For Fire Risks Analysis. https://www.researchgate. net/publication/318532058_EXPERIMENTAL_ VALIDATION_OF_A_ COMPUTATIONAL_FLUID_DYNAMICS_MODELLING_ OF_A_WOOD_ FIRE_HEATED_SAUNA_WITH_FIRE_DYNAMICS_SIMULATOR

MacWilliams Bryon, 2014. *With Light Steam. A Personal Journey Through the Russian Baths*. Northern Illinois University Press: Dekalb, IL.
> An anthropological exploration in a first-person perspective from an American writer exploring the depths of Russian sauna culture.

Nordskog Michael (2010). The Opposite of Cold. The Northwoods Finnish Sauna Tradition. University of Minnesota Press: Minneapolis, MN.
> A book about the history of Finnish immigrants in Midwest documents the past and present evidence with beautiful photos by Aaron W. Hautala. This currently out of print is expected to become available again soon.

Nore Kristine., Kraniotis, D., & Brückner, C. (2015). *The Principles of Sauna Physics*. Energy Procedia, 78, 1907-1912. doi: https://doi.org/10.1016/j.egypro.2015.11.361

Parsons Ken (2014). *Human thermal environments: the effects of hot, moderate, and cold environments on human health, comfort, and performance*. Boca Raton, FL: CRC Press.

Pearson Christie, 2020. *The architecture of bathing. Body, Landscape, Art*. Cambridge, MA: MIT Press.

> A unique exploration that bring philosophical perspective into cultures and places and bathing across the world and across the time.

Perez Vanessa, Dominik D Alexander and William H Bailey (2013) Air ions and mood outcomes: a review and meta-analysis. *BMC Psychiatry* 2013, 13:29 http://www.biomedcentral.com/1471-244X/13/29

Pollock Ethan, 1916. *Without the Banya we would perish. A history of the Russian bathhouse*. New York: Oxford University Press.

Pälsi Sakari, 1961. *Sauna. Kotoisen kylyn seikkoja*. [Sauna, concerning our common bath] Otava, Helsinki.

> Ethnologist Pälsi's treatise on the Finnish sauna presents many witty comparisons of the vices of Finnish saunas and its foreign substitutes.

Reinikainen Alpo S. 1977. *Suomalainen sauna. Finnish sauna. Finnische sauna. Finlandaise sauna*. MTR-Studio: Helsinki, Finland.

> Unusual publication in four languages, which presents select detail about both sauna culture and sauna construction details. Includes a historically unique collection of Finnish sauna export ads.

RT 91-11260 Saunan ilmanvaihto, lämmitys, valaistus ja sähköasennukset, 2017 [Sauna ventilation, heating, lighting and electric installations]. Rakennustieto, Helsinki.

> Official recommendation from Finnish construction industry on sauna ventilation.

Sauna from Finland, 2021. *Authentic Finnish Sauna Experience Quality Handbook*. Sauna from Finland, Jyväskylä.

> A fresh collection of Finnish sauna brands presented along with detailed criteria on how to cater pleasurable sauna experiences at different type of public sauna facilities.

Teeri Niilo, 1988. *Hyvästä saunasta ja kiukaasta*. [About a great sauna and heater] Sauna- lehti 4/1988.

Teir Harald, Collan Yrjö, Valtakari Pirkko, 1976. *Sauna Studies. Papers read at the VI International Sauna Congress in Helsinki on August 15–17, 1974*.

> One of the first scientific volumes dedicated to sauna research published in English.

Telkkinen Juha, 2014/2020. *Haaveena savusauna: näin rakennettiin voittajasavusauna*. [Dream of a smoke sauna: how a winning sauna was built] Promentor: Helsinki, Finland.

> Nicely illustrated example of the design and construction of a modern smoke sauna

Tissari, Jarkko., Leskinen, J., Lamberg, H., Nieminen, V., Väätäinen, S., Koponen, H., Karvosenoja, N. (2019). *Kiukaiden päästöt ja niiden vähentäminen* (KIUAS) [Reducing sauna heater emission]. University of Eastern Finland, Department Of Environmental And Biological Science.

> Novel study regarding the fine particle emissions generated by wood-burning sauna heaters.

Tissari, J., Väätäinen, S., Leskinen, J., Savolahti, M., Lamberg, H., Kortelainen, M., Sippula, O. (2019). Fine Particle Emissions from Sauna Stoves: Effects of Combustion Appliance and Fuel, and Implications for the Finnish Emission Inventory. *Atmosphere*, 10(12), 775.

Tommila Pekka E., 1994. *Sauna. Suomalaisen saunan suunnittelu.* [Sauna. Design of a Finnish sauna] RAK Rakennusalan Kustantajat, Helsinki.

> Architect Pekka Tommila wrote few sauna design and construction guides. This book was his last and includes many great tips.

U. S. Department of Agriculture (1964) Ignition and Charring Temperatures of Wood. Report No. 1464

Valtakari P. The sauna and bathing in different countries. Ann Clin Res. 1988;20(4):230-5.

Vuorenjuuri Martti, 1967. *Sauna kautta aikain.* [Sauna through the times] Otava: Helsinki, Finland.

> The Finnish predecessor of Aaland's Sweat is a beautiful catalogue of bathing culture references around the world.

Vuolle-Apiala Risto, 2016. *Savusauna ennen ja nyt.* [Smoke sauna before and now] Moreeni: Helsinki, Finland.

> This volume from the prolific Finnish smoke sauna documentarist and architect is a combination of many of his earlier books. It includes nearly all imaginable details of the recorded history for 19th and 20th century smoke sauna tradition.

Zech Michael, Böselc Stefanie, Tuthorna Mario et alia., 2015. Sauna, sweat and science – quantifying the proportion of condensation water versus sweat using a stable water isotope (^{2}H/^{1}H and ^{18}O/^{16}O) tracer experiment. *Isotopes in Environmental and Health Studies,* 51(3), s. 439–447, http://dx.doi.org/10.1080/10256016.2015.1057136.

Äikäs Erkki ja Holmberg Rolf, 1992. *Saunan lämpötilat ja ilmanvaihto.* [Sauna temperatures and ventilation] VTT tiedotteita 1431. www.vtt.fi/inf/pdf/ tiedotteet/1992/T1431.pdf

> Definitive study of mechanical sauna ventilation from the Finnish technical research.

著者の経歴

　ラッシ・A・リッカネンはフィンランドの技術産業で製品デザインと管理の分野で働いています。彼はアールト大学の非常勤教授であり、アールト大学工学部からデザイン学の博士号（2010年）を取得し、2010年から2011年にかけてスタンフォード大学で研究に従事しました。リッカネンは米国とヨーロッパで10年以上のデザインおよび研究経験を持ち、80本以上の査読付き研究論文を発表しています。研究集中型のキャリアフェーズの数年後、フィンランドの産業界で働き、中規模および大規模企業のデジタルスの立ち上げを支援してきました。2015サ年一以ビ降、彼はサービスデザインと体験デザインのアイデアをフィンランドのサウナデザインに応用し、本を執筆し、ブログを運営し、より良いサウナの設計を支援しています。

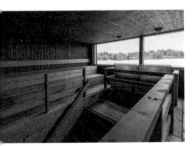
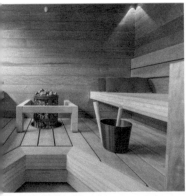
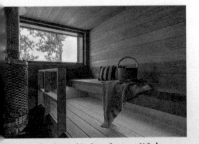
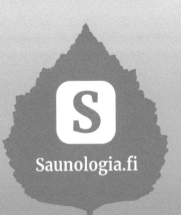

訳者あとがき

Keiichi Kitagawa

　リッカネン氏と本書に出会ったのは2023年夏にフィンランドを訪れた際です。帰りの飛行機の中で本書を一気に読み切りました。フィンランドでのサウナ体験を思い出しながら体験と理論が結びつき、まるで本からロウリュの音が聞こえたようなそんな衝撃的な出会いでした。本書の翻訳を通じて達成したいことが2つあります。

　一つは日本により良いサウナ、より良質なロウリュを広めること。もう一つは1人のサウナビルダーとして自分自身をアップデートすること。言語の壁を取り払うことで、そしてそれを発信することを通じてこれらが達成できると考えています。

　このような社会的な活動は短期的に成果を見込むことは難しいと感じています。本書だけではなく、日本に正しい情報を伝えつづけ、サウナ熱が正しく世の中に広まることで長期的に良質なロウリュが世の中に広まるのではないかと考えています。

　日本のサウナが流行から文化へ、そして文化から歴史になりつつある中で、本書が歴史の一端を担えれば幸いです。

　最後に、本プロジェクトにあたって著者のリッカネン氏をはじめ、専門的な視点からアドバイスと校閲をいただいた、SAUNaiDEAの方々にはこの場を借りて感謝を申し上げます。

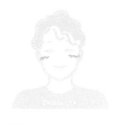

北川 慶一（Keiichi Kitagawa）
SAUNaiDEA Co-Founder / SaunArchitect（サウナ建築家）
サウナイデアでは国内外のサウナ導入のPMを中心に担当。以前は会計士として出版社、監査法人を経て新卒からゴールドマン・サックス証券に勤務。その後、ウェルスナビ株式会社に社長室長として入社し金融システム開発及び金融法人営業のPMを行う。早稲田芸術学校にて建築を勉強中。

SNS
・Instagram（日本語/English・日々の生活）：https://www.instagram.com/chankei_05/
・Note（日本語・スタートアップやビジネス）：https://note.com/chankeisauna/
・YouTube（日本語 / English・日本のサウナと建築）：www.youtube.com/@SaunArchitect
・Blog（English・Sauna in Japan）：https://saunarchitect.com/x

TAKAYAMA

　私がフィンランドサウナと出会ったのは2017年のことです。日本でサウナの魅力に目覚めた私は、本場のサウナを体験したいという強い願望を持ち、フィンランドを訪れました。　2018年よりフィンランドサウナアンバサダーとして活動を開始しましたが、毎年フィンランドを訪れる度に、フィンランドサウナの普遍的な価値を新たに認識しています。特に、フィンランドを初めて訪れた際のロウリュ体験の素晴らしさは、今も色褪せることがありません。この魅力をより多くの日本人に広めるために、本書の翻訳プロジェクトが始動しました。

　翻訳作業を通じて、何度も原稿を読み返す中で、毎回新たな発見に驚かされました。フィンランドほど創造的なサウナ文化を持つ国はなく、日本とフィンランドとの間により強い絆が生まれ、皆様のサウナに対する取り組みが大きく前進することを心から願っております。最後に、本プロジェクトにおいて専門的なアドバイスと校正を提供してくださった、株式会社ティー・アール・アイ代表の北原昌行氏、そして本書の著者であるラッシ・リッカネン氏に謝辞を申し上げます

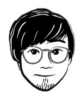

TAKAYAMA - Totonoete Inc. CEO Finland Sauna Ambassador
　日本とフィンランドを繋ぐサウナプロデューサー。マーケティング歴10年以上の知見を活かし、サウナビジネスの分析と発信を行っている。大手広告会社などに10年以上従事するも、体調を崩しサウナに出逢う。2017年、家を捨ててサウナ施設へ一時的に定住しサウナ業界の道へ。2018年、フィンランド政府観光局公認のフィンランドサウナアンバサダーを拝命。

SNS
Note（サウナビジネスの分析と発信）
：https://note.com/takayamasauna

Instagram（海外サウナまとめ）
：https://www.instagram.com/takayamasauna/

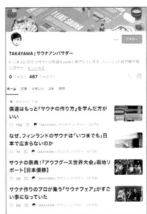